本书为世界和平而作

愿众生皆知自己无时不被爱着——

而终能与自他和平相处

完美的爱，不完美的关系

[美] 约翰·威尔伍德 [John Welwood] 著
雷叔云 译

深圳报业集团出版社
SHENZHEN PRESS GROUP PUBLISHING HOUSE

跳脚，挥拳，

威胁恐吓全天下，

若失了真爱，

你这颗心再怎么也活不下去了！

——哈菲兹（Hafiz）

目　录

译者序

不松开紧握的拳头，如何手牵手

拥抱当下的经验

一年初春，在墨西哥尤卡坦（Yucatán）半岛旅游，逛到了历史古城梅里达（Merida），进入餐厅用晚餐。梅里达是一座老城，我从餐厅出来的时候，外面简直就是山河变色，热情的音乐流泻在向晚的空气中，古雅的街道顿时成了舞动的河，好似全城的人都挤到这里来跳舞了，街上跳不下的，就坐在街边随音乐扭动。我睁大眼睛欣赏这出奇欢乐的景象，赫然发现来跳舞的多是奇异的组合！高头大马的女人和矮小干瘦的男人捉对，抹着油亮发胶的小伙子和鸡皮鹤发的老太太成双，大鹰勾鼻的瘦高男子和腹围巨大的胖妇人……总之，就是找不出一对俊男美女的完美典型。可是谁管啦！瞧他们的肢体早已融化在音乐里，好像自信满满地对世界宣告：“这就是我！我就是这样享受人生！”当慢板的情歌缓缓响起，他们彼此勾着肩、搂着腰，深情款款的眼神又好像在说："这就是你！我就是这样享受与你同在的时光！"

读到本书的那一刻，只觉得先前梅里达那一幕仿佛老早化为一则贴切的脚注，伫立在红毯的那一头，只等着本书翩翩步上红毯来共相携手，因为书中道尽梅里达之舞的美丽秘密：如果能拥抱当下的经验，不抗拒、不评断、不否定、不扭曲、不假饰；如果能放下所有"我应该如何"的概念；如果知道了你我他都不是固定的实体，而是当下活生生的动态经验，会在每一个崭新的时刻鲜活地绽放出来，那么，我们就会温柔地做我们自己，也让他人做他们自己。

约翰·威尔伍德其人

作者约翰·威尔伍德（John Welwood）为临床心理学家，也是执业心理治疗师。自20世纪80年代起，他成为超个人心理学的前驱，又引领风潮，整合东方灵修传统与西方心理治疗。

他1974年于芝加哥大学获临床心理学博士学位，在学期间与聚焦疗法（Focusing therapy）大师尤金·根德林（Eugene Gendlin）密切合作，确定内心觉知能够有裨益于心理治疗。他原出身圣公会家庭，早年为日本禅所吸引，并受到艾伦·沃茨

(Alan Watts)《东西方心理治疗》(*Psychotherapy East & West*)一书的影响，开始对“心理治疗与禅宗开悟的互补关系”产生兴趣。三十五年来，不断接触佛法与东方各种禅观传承，兼及西方的灵修传统。

目前他在旧金山湾区一面主持一个私人心理治疗工作室，一面任教于加州整合学院（California Institute of Integrated Studies），并担任《超个人心理学期刊》(*Journal of Transpersonal Psychology*) 的助理编辑，同时他也为心理治疗师提供进修课程，内容多为“灵性框架中的心理治疗”(psychotherapy in a spiritual framework) 与“无条件的存在的疗愈力量”(the healing power of unconditional presence)，并在世界各地带领“心理／灵性工作（psychospiritual work）与自觉的关系（conscious relationships)”工作坊。

他已出版八部著作，包括知名的《心灵之旅》(*Journey of the Heart*)、《爱与觉醒》(*Love and Awakening*)、《迈向觉醒的心理学》(*Toward a Psychology of Awakening*) 和《平凡的魔术》(*Ordinary Magic*) 等。本书是最新的著作，曾获颁 2006 年度“促进更美好人生之书”(Books for a Better Life Award) 以及“最佳佛教作品”(Best Buddhist Writing) 等奖项。他刻画人类内心虽然渴慕完美无瑕的爱，但一旦展开人我互动，却往往溃不成军，哀鸿遍野的场景。他善用比喻和意象，以抒情的笔触，轻叩我们内心最不为人知的角落，虽说是心理学著作，从中却嗅得到散文的鲜香。有趣的是，作者时时现身书中，自身的疗愈与觉醒和他咨谈对象的经验平分秋色，与其说作者是心理治疗专家，倒不如说更像一位朋友。

心理与灵性的对话

由于作者独特的背景，他的写作跨越了传统心理学的藩篱，在心理治疗中引入大量的精神修持元素。他喜欢称自己从事的是“灵性情境中的心理学工作”（psychological work in a spiritual context）或者“心理／灵性工作”（psychospiritual work）。究竟什么是心理／灵性的角度呢？多年临床经验使作者发现，心理工作可以处理心理损伤的部分；灵性工作则可在深层本质上开发我们天性中无穷的资源，使我们活得更海阔天空。以夫妻咨商为例，他认为典型的美国式思考是找出问题，寻求解决，然后期待相安无事；有些问题固不妨这样解决，但若一味侧重“解决问题”，恐怕难免错失检视内心更深处的契机。我们尽可以贴上心理学膏药来解决病症，但如果不能探明并解决深层的病因，难保症候将来不会以另一种面目浮现出来。他的信念是，人我关系中的每个问题都是一个症状，显示你与内心更上游的源头的失联；每个心理困境也都是一个转机，助我们溯向心灵更深处；而许多用功修行的人士，在心理上其实仍是一名负伤者，因此他得出“觉醒需要伴随心理学，正如心理学需要伴随觉醒”的结论。[1] 实际上，西方心理学界很早就注意到东方的心灵修持，20世纪初期，弗罗姆（Erick Fromm）便走入哲学、宗教乃至神秘主义寻求证悟者，沃茨、瓦雷拉（Francisco J. Varela）以及卡巴特－津恩（John Kabat-Zinn）等学者，探索此一议题也都成绩斐然。

幽闭的无爱之所

矢志追求完美之爱的人们，不免要问：“我是不是在追寻不可能？”作者在书中道出如何化不可能为可能，同时彰显心理层面与灵性层面相互呼应之必要。

由于我们生命中的第一份爱的经验多来自他人，我们很自然以为爱来自人我关系，这使我们渴求别人的认同，以跻身于爱。一旦这份关系低于期望值，失望会导致我们认为自己是因为不够可爱才得不到爱和尊重。这种“无爱感”（mood of

---

[1] 见约翰·威尔伍德（John Welwood）：《迈向觉醒的心理学》（*Toward a Psychology of Awakening*），马萨诸塞州，波士顿：香巴拉出版社，2000，第xvi页。

unlove）是心的创伤：与其为跛脚的自我形象而自责，不如设定出一个“可恶之人”，罗织对方的错处——“都是你害我……”将自己化为受害者，以寻求安慰与满足。自杀炸弹客的行为令人震惊；然而另一种无声无息而威力更为惊人的恐怖袭击更叫人战栗，那就是“无爱感”的引信，自我们内心一路延烧，烧出种种情绪性攻击，甚至烧出情绪自杀炸弹客。

爱的相对论与绝对论

无爱感因曲解爱与被爱而来。我们最熟悉的人对人的爱其实只是相对层面的爱，相对意味着一切随条件状况而变化。我们每一个人有不同的身体、背景、个性、价值、观点、需要，也用独特的方式来对待生命，因此人与人之间的关系不可避免将一直是二元、对立、不连续、不稳定的。然而进入生命的最深层，我们可以如实承认并接纳一切，毫无保留、要求、批判或操控，率直地面对自己的生命经验，也因此而有一颗开放而觉醒的心。这里没有你我的相对，任何时刻，都可能与任何生命——情人、孩子、朋友、在路上擦肩而过的陌生人，甚至动物——灵犀相通而流露温暖和开放。这种生命对生命的爱是绝对的、不设限的、无条件的爱，当绝对之爱在体内滚滚流动，我们看到生命有其基本的尊严和神圣，并不需要仰仗外界的认可，于是再不会为饥渴（爱的来临）和恐惧（爱的远去）所苦。在生命深刻的和谐中，我们知道自己从没受过伤，也不可能被伤害。

我们绝大多数时候住在相对境界之中，相对之爱纵使不够完美，然而它拥有绝对之爱所没有的体温、肢体接触、话语和眼神，可以传达温柔和善意。尽管它使人我关系出现上下波动，但波峰和波谷各有其美！高点之后接着出现低潮，那是因为我们仍有学习的空间；低点之后高峰又现，那是因为受伤之后必有愈合，误会和隔绝的低点未始不可以是重新了解和契合的跳板。辨明了爱有绝对、相对的分野，就不会到跟我们一样不完美的人身上寻求完美之爱，同时能够拥抱自己和他人的“不可能完美”。因为我们了解到，不完美标示着努力的过程，是弥足珍贵的心灵资产。

个人与群体的疗愈

本书既是有关爱与人我关系的，扉页却题着“本书为世界和平而作”，这两者有何关联？九一一事件引发作者撰写本书的动机，他再一次确定外在动乱行为不过是内在动乱心理的外显症状。无爱感是普世创伤，自个人内心延烧至婚姻和家庭、学校和职场、政治和宗教，弄得烽烟四起。在群体层面，我们看到“怨恨政治”，政治选战操弄人们的不满和愤怒来赢得选票；又有所谓“选择性创伤”（chosen trauma），有些种族和国家视自己为历史错误和威权压制的受害者，所作所为不断触发另一族群的敌意反应，你来我往，永无宁日；还有所谓“对抗恐怖主义的战争”，更是一个荒谬而矛盾的命题，因为战争只会制造更多恐怖。集体议题仍须自消弭每个人内心的无爱感做起——不松开紧握的拳头，如何手牵手？

无瑕之爱

做一个完整真实的人，意味着稳稳站在相对和绝对两个次元，愿意全心开放并接纳我们当下所有的生命经验，深掘生命存在的实相，促成生命的质变。因此我们须学着走出情绪反应的惯性模式，在相对之爱中成长（growing up），同时努力于觉醒（waking up）[1]，以契入绝对之爱。

从下一页开始，在耶稣基督的诫命、佛陀的教法、苏菲诗人的吟唱声中，威尔伍德将带领读者走进隐蔽在我们自身之内的幽暗地下室，他开了一扇窗，让开阔的蓝天和暖滋滋的阳光流泻进来，就像音乐流泻在梅里达人们舞动的臂膀上。

---

[1] 见基斯·汤普森（Keith Thompson）：《完美的爱，不完美的关系：访约翰·威尔伍德》（*Perfect Love*，*Imperfect Relationships*：*an Interview with John Welwood*），该文载《神圣之旅》（*Sacred Journey*），2006年7月号。

引言 “我爱你”的真义

一宿谈着痛心的话题，
那是我最守不住的秘密：
一切都跟爱与不爱有关。

——鲁米（Rumi）

“我爱你”这三个字，在由衷地感激、赞叹、关怀之际被吐露出来，展现出内心最完美纯净的本质——一种毫无犹疑敞开自己并作出承诺的心量。这个自我完全敞开的时刻，将引领我们无比贴近天赋的完美。而发自内心的那种热情灿烂的承诺是无懈可击的，如同太阳，能为万物带来生机、滋养人性。

然而奇怪的是，尽管我们曾经瞥见心中有着纯洁而光明的爱，它却难以在我们周遭的世界中体现出来，尤其是在碰上与它最要紧的事物——人我关系。的确，在今日，对许多人来说，对爱情关系下注，既叫人心惊肉跳，又注定带来巨大痛苦，蹂躏我们的情绪。我们这个迷恋性与浪漫情史的文化，若刮去表层，将让许多人感到幻灭，就像流行歌曲中唱的，觉得“爱情逊毙了”。又如我工作坊的一位年轻女子所言：“如果爱是伟大的，为什么经营一份感情关系会那么难？别再叫我要打开心灵，我的心已经打得太开，我可不要一再受伤了。”

所以，爱的完美真相伴随着另一个更棘手的事实——充满缺陷、剪不断理还乱的人际关系，我们目之所及尽是巨大的挫折感、悲伤与愤怒。前一分钟你还感受到心中的爱——觉得敞开、关怀与契合，但下一分钟，在你还没回过神来时，却已经和所爱的人卷入了冲突或误解，结果竟是沟通无门，翻脸无情。

纵使我们的爱是发自内心且真真实实的，似乎也无法经常在人际关系中全然、完美地展开。“我爱你，但我不能跟你住在同一个屋檐下”，这是最经典的对话，描绘出我们心中纯洁的爱与纠结的人际关系间的痛苦鸿沟。这个落差凸显了一个令人抓狂的谜团，正如D. H. 劳伦斯说的，我们每个人必须“去解答，不然就会被撕成碎片”。

这一则谜题往往乔装成多种面目出现。即使爱一而再再而三来临，大部分人还是觉得缺乏爱，好比在丰衣足食的国度中忍饥挨饿；爱能带来巨大的喜悦，爱情生涯却带来最大的痛苦；虽然没有比内心的温暖更简单、更直接的事了，然而“叫一个人去爱另一个人，是我们最艰巨的任务”，诗人里尔克如是说。就某种意义来说，爱可以征服一切，然而，战争却在国际事务中扮演主控的角色。

孤独和匮乏的感觉折磨着许多人，这并不是由于爱的补给不足，因为你在任何地方都可以找到爱，只是面目不同：你遇见别人时交换的每一个微笑、大部分的话语和眼神，多多少少总含有一些爱的成分，以兴趣、感激、体谅、温馨或慈善的形式流露出来。将每天你和别人的这种交流汇总起来，你会看到一种交互契入的流动维系着你的生命，这就表示爱在运作。诗人里尔克说：“世上除了爱，没有别的力量。”

但是，如果爱是地球上最伟大且维系生命的力量——就某种意义而言，它当然是的，那为什么爱所射出的光热还没能驱走这席卷世界的黑暗，将地球转化得更为美好？为什么爱那么难以渗入错综复杂的人际关系？如果爱是快乐和喜悦最大的源头，为什么向爱完全敞开、让爱统理我们的生命有那么难？问题究竟出在哪里？

在2001年九一一事件之后，世界被重新推向战争，我认为这些问题尤显迫切。美国为了报复纽约和华盛顿的恐怖攻击事件，让阿富汗弹如雨下，我感觉世界特别的危脆，几为仇恨和暴力所倾覆。美国政治领袖发动了一场难以善了的战争，我认为实在不得不重新检视，为什么人类最美好的一部分——内心的温暖和良善——在这世界上想取得一席之地竟有这么难。

我写过两本有关在人际关系中觉醒的书：《心灵之旅》（*Journey of the Heart*）和《爱与觉醒》（*Love and Awakening*）——叙述如何拥抱并处理人际关系的挑战，视其为个人转化和性灵觉醒的契机。本书策略迥异，着重于探讨人际关系问题的根本成因："所有人际问题之母"——相对爱来说，我们的关系伤痕累累。

无爱感

坊间有上百种书籍谈到各种修复人际关系的方法，有些技巧的确有用，但到某个地步，大部分修补技巧就像石灰补墙，涂抹上去又剥落了，因为它们没谈到所有人际冲突和误解的根源——无论是配偶、家人、朋友、同事，乃至世界上不同的种族之间，所有人际关系中棘手的问题都可追溯到我所谓的无爱感——一种深植大部分人心中的疑虑：深怕我们的真实面目没人爱，也不值得爱。由于这种根深蒂固的不安全感，我们难以信任自己、信任别人、信任生命。

如果我们不知道我们天生就被爱着，也值得爱，就不能尽情付出爱、接受爱，这是产生人际冲突以及常见的大小纠葛之致命根源。难以信任他人，害怕被利用或遭拒绝，隐匿嫉妒或怀恨的情绪，因防卫而退缩，争论或证明我们是对的，容易受伤，容易被冒犯，怪别人造成我们的痛苦——这只是因为我们怕没人爱或不值得爱而自然呈现的几种面目。

无爱感往往出现在我们以为遭受轻蔑或糟蹋时，怒气突然一飞冲天，如同饱含猜疑和憎恶的水库，只等着泄洪，一丁点小事也会误开闸门。即使富于关怀和慈悲的人们，内心也藏有不少无爱感和理直气壮的怨气，在某些情况下可以一触即发。有些夫妻爆发较早，几次口角下来，便搞砸了正在萌芽的关系。另一些夫妻的婚姻看起来颇为美满，无爱感一时尚未宣泄，直到有一天，一方或双方忽然醒转过来，就会发现对方眼中并没有自己，也不了解自己。相处多年的夫妻，妻子说“我知道老公爱我，但不知怎的，我就是感受不到被爱”，并非少见。

有时无爱感也表现为不停地斗嘴和斗气，好像双方老找理由来生气：“你为什么不多爱我一点？”举例来说，我辅导过一对夫妻，他们为以下小事可以赌一星期的气。太太替先生沏茶，先生气她在茶里加牛奶：“我不是告诉过你不要替我放牛奶，我喜欢把茶先多泡一下吗？”要了解何以如此小事便能掀起轩然大波，就得去找出她的行为在先生那里所代表的意义：在先生眼中，这再一次显示她的步调没有跟他个人和他的需要一致——从他母亲算起，他生命中所有的女人都一样。对太太而言，即使帮他泡茶这种小事都会遭到责难和怨怼，则又一次显示不管她做什么，都永远无法赢得他的爱。在这种芝麻绿豆小事之下，潜藏着多年来未获关怀、不被感激的痛苦，双方只是将其再次照本演出。

人对无爱感执迷不悟、绝不妥协，引起我这个执业心理治疗师的兴趣。尽管许多证据显示事实其实刚好相反（我们生命中有很多人真的爱我们），尽管经过多少年心理治疗或灵修，这种感觉就是在心性中挥之不去。更糟的是，一旦有爱在场，这种无爱感就能抵制、蔑视、破坏爱；我们即使有人爱，也总是觉得不理想——不够多、不够好、不是我们要的那种；我们就是不能相信我们真有人爱，也值得爱。这无爱感——预设他人绝不会欢迎我们或接纳我们——叫我们拒绝让爱进入生命，纵使爱明明可以让我们挣脱出无爱感的掌心。

于是，门肯（H. L. Mencken）以挖苦的黑色幽默夸张地写道："生命有两种选择：保持单身，过得惨兮兮；或者结婚，希望自己死掉算了。"在人际关系工作坊念出这段话，总会赢得响亮的笑声，人们听到有人一语道破这进退失据的共同困局，都松了一口气。在无爱的魔咒下，独居不免凄惨，因为觉得少了什么，像是被人遗弃了；但婚姻也不能药到病除，因为与人共住会增强缺爱的感觉，更加恐怖。

我们这些心碎的人儿如何才能愈合世代相传的爱的创伤，从充满口角、争执的世界中挣脱出来？这是人生——无论个人或群体——最重要的课题，同时也是本书的焦点。

爱的本质与意义

爱可以定义得非常简单：一种“开放”和“温暖”的强力组合，叫人真正去接触，将喜悦带进生命并心怀感恩，自足于自己、他人和生命本身。开放——心中纯洁而且无条件地肯定——是爱的本质；温暖则是爱的基本表现方式，从这个肯定自然延伸出来——想要探伸出去并且接触、契入、滋养我们的所爱。如果爱的开放性像清朗无云的天空，它的温暖就像自天空直射而下的阳光，放射出彩虹般的光谱，包括诸如热情、喜悦、接触、共享、仁慈、关怀、谅解、服务、奉献、献身，等等。

圣人和神秘主义者说，爱是我们的组成要素；我们被温暖和开放形塑而成。我们不需要成圣才能理解这回事，只需诚实地看看是什么使生命充满价值。一旦爱在我们内在活起来、动起来，无论外在环境如何，我们的生命无疑是正中目标、充满意义。我们觉得保持了联系（in touch），连接上了比小我更加开阔的境界，卸下了肩头隔绝和疏离的担子，充满着平静和美；当爱缺席的时候，即使身处顺境，我们仍觉得悲哀、不对劲、失落，也找不到喜悦，轻易成为虚无、焦虑、绝望的爪下猎物。

这简单的道理也得到神经科学研究的肯定[1]，与他人的联系会影响到健康发展、大脑机能、内分泌和免疫系统以及情绪平衡。总之，爱是维系生命、让生命运作的力量，用印度圣哲尼萨伽达塔（Nisargadatta Maharaji）的话来说就是："生命是爱，爱是生命。"[2]

女性通常认同爱在一切事物中的核心地位，男性则比较不愿意承认这点。"请别把什么事都归到这一点上。"我能听到很多男性读者发出不平之鸣了："感受被爱？我还有更重要的事要做。"但试想一下，畅销书作家、赢得选举的政治家、获得升迁或赢得合约的企业家，都很满意自己，这不外是因为有些许爱流过来，以认可、赞美、感谢的形式表现出来。即使一位意外在股市获利的交易商也会觉得上帝在对他微笑呢。

[1] 举例来说，可参看托马斯·刘易斯（Thomas Lewis），法里·阿米尼（Fari Amini），理查德·列农（Richard Lannon）：《爱的常理》（*A General Theory of Love*），纽约：兰登书屋，2000。——原注

[2] 见尼萨伽达塔·马哈拉吉（Nisargadatta Maharaj）：《我是任何一切》（*I Am That*），北卡罗来纳州，达勒姆：橡实出版社，1982，第 75 页。——原注

事实上，我们全力以赴去争取的那些东西——安全感、成功、财富、地位、权力、赏识、认可、赞美，多数都被我们用来填补自身内在的空洞——与爱失散才形成的空洞。这些替代性的满足感不过是我们想要间接赢得爱的手段，并不能真正滋养我们，因为它们并未带给我们真实的东西，从这点来看，它们有如垃圾食品，不但不能滋养我们，反而加深了内在的饥渴，驱策我们像天竺鼠一样跑上追求成功的旋转轮，拼命想去赢得一些使自己能够感到满足的奖励。

既然爱对于“我的定位”（who I am）如此重要，为什么我们常常觉得和爱隔得远远的？各种灵修传统对于人们为什么彼此交恶、世界为什么一团糟的疑问提出种种不同的解释，比如无明、恶业、原罪、自我中心或者不明了爱即是天性。但是这种折磨究竟来自何处？

心的创伤

如果我们诚实向内注视，可能会发现心的周围有一圈防护层。有些人的防护层就像是厚厚的、穿不透的栅栏；有些人的则像是稍薄、稍轻的护盾，或者他们只是在面临威胁时采取退缩姿态。没有比我们以上讨论过的疑虑（没人会爱、会接受真实的我）更能引发这种威胁感的了。我们常麻痹或关闭心灵，只不过想逃避这种痛苦。

如果我们不知道真实的自己就值得爱，便无法对爱赋以信任，这导致我们背弃生命，怀疑生命的慈悲。我们也许会告诉自己：这世上找不到爱。但更深层的真相是：我们不信任爱，以致难以打开胸怀，让爱完全进入心门。这样我们便切断与自己内心的联系，加深了缺爱的感觉。

与爱断线，常常是由于在原生家庭中没有得到全然的接纳——或被漠视，或缺乏调和感，或受虐，我们若没有感到被爱的手臂环绕，就会堕入恐惧的魔掌。不恰当的爱和养育，直接影响孩子敏感的神经系统，由此造成的某种程度的震撼或创伤，会影响他们一辈子。

有时候，被爱斫伤、与爱分离的感觉，会通过比较微妙的形式表现出来。有些父母看起来很爱子女，实际上却是在暗暗地或不自觉地用控制或操纵的方式施与爱。还有些父母从不视孩子为不同于自己的个体或另一位独立存在的人。这样一来，孩子可能会感觉爱是靠自己的某些特质赢来，而不是以真实面目得来。由于他们需要取悦父母，他们会逐渐把爱看作身外之物，只有符合一定标准方能得到。

孩子天生懂得保护自己，避免不恰当的爱所造成的痛苦，于是他们学着退缩或封闭，以远离痛苦的源头，心理学术语称为“解离”(dissociation)。

所谓解离，就是指我们的内心在拒绝痛苦、敏感、对爱的需要以及因爱的匮乏而产生的悲伤和怒气，同时它也在拒绝我们的身体，因为身体是这些感受发生的地方。解离是儿童各种防卫策略中最基本、最有效的一个，但它存在一个严重弊病，它阻塞并关闭了身体上两个主要区域的入口：位于腹部的生命中枢[1]——这里是欲求能量、性爱、生命力、直观认知的源头；以及心灵中枢——这里是对爱进行回应并且对事物感觉最深刻的地方。我们若抵触缺爱的痛苦，便会阻挡爱流入身体，无法吸收使生命旺盛的养料，从而切断与生命的连接。

于是我们就把自己置于一个怪异而痛苦的两难之境：一方面不由自主地对爱感到饥渴，另一方面却因为不信任爱而抗拒爱，拒绝对它全然开放。

这整个模式——因为不知道真实的我就能得到爱，接着为

[1] 笔者在此使用生命中枢一语，系指日本人所称的腹（hara）以及中国人所称的下丹田，约在脐下三四指宽处，背向脊柱。所有亚洲的瑜伽系统素以此处为身体的重心，所有武术训练也都注意开发此处，倘若未能在此找到重心，便很容易被撂倒。就较宽泛的意义来说，生命中枢也指下三轮(chakras)，或者说身体的能量中枢：会阴或性中枢（译按：底轮）；肚脐正下方的一点（译按：脐轮）；力量中枢或太阳丛（译按：太阳轮）。在这宽大的意涵中，生命中枢的紧缩会阻塞个人力量、性爱、欲望、根基（grounding）、情绪平衡、直观认知。——原注

了防止痛苦而令心麻木，结果阻挡了爱流入并贯穿我们——就是心的创伤。虽然这道爱的伤口从童年的因缘而来，但随着时间的推移，它会成为更大的灵性问题——与我们爱的开放本性失去联系。

这个人类的普世创伤，在个人身体上表现为空虚、焦虑、创伤或忧郁；在人我关系上，则显现为缺爱的感觉，以及随之而来的不安全感、警戒防护、不信任和怨恨。所有人我关系的问题都从这里产生。

爱和心的伤口总是手牵手出现，如光影相随，无论我们爱一个人多深，我们还是难以长期克服惧怕和不信任感。的确，另外一个人把我们点得愈亮，心的创伤愈容易现出阴影，愈发显眼。只要冲突、误解、失望一生起，不安全感便从心的幽暗角落涌出，轻声地对我们说：“瞧，根本没人爱你。”

在集体的层次，人类性灵上的深度创伤，使整个世界为争斗、压力、异议所毁坏，每一层次的社群和社会组织——婚姻、家庭、学校、教会、公司、国家——都脱序、对立，这个世界上最严重的疾病——战争、贫穷、经济不公义、生态恶化——都源于我们不能相互信任、尊重差异、相待以礼地对话、寻求双向的了解。

所以，这世界上所有的美丽和恐怖都系出同门：有爱还是没有爱？唯一的创伤就是感受不到被爱，打心底这样认定，这使我们残疾、凋萎、退缩。因此，除了少数生化系统失衡、神经疾病之外，名为 *DSM* [1] 的心理创伤的诊断手册大概会这样开头："此书内容是描写当人们不知道他们有人爱，而感受到、表现出的种种悲惨状态。"所有对己对人的憎恨，所有的恐惧、自我中心、沟通问题、性的不安全感，世界上所有的病状、神经衰弱症、毁灭性行为，整个历史血腥残酷的噩梦，都指向一个简单的事实：因为不知道我们有人爱，也值得爱，我们的心变得冷酷，人类生命的许多悲剧就打这里开始。

人们若不知道他们被爱着，性灵上就形成一个冰冷的黑洞，他们开始相信，自己不具意义、不重要、不美丽、不良善，这冰冷的恐惧之地就是各种恐怖攻击生起之处——不只是炸弹爆炸，还有我们内心和人际关系中的各种情绪性攻击。

外在的恐怖行为不过是内在的恐怖心理的外显症状，当人们感觉得不到爱、被糟蹋，便要找人来责怪、出气。虽然战事和恐怖主义一般被认为是政治议题，实际上，有爱在体内畅流无碍的人是不会扔炸弹的。恐怖主义是与爱失联的症状，全世

[1] 即《精神疾病的诊断与统计》（*Diagnostic and Statistical Manuals of Mental Disorders*）。——译注

界都染上了这个病，跟战争一样。

除非我们治愈世代相传的无爱感来清除这个瘟疫，否则这地球上司空见惯的恐惧和恐怖事件将永远不能消除。“对抗恐怖主义的战争”是矛盾的修饰语、子虚乌有之事，因为战争不可能消除恐怖主义，只会制造更多恐怖，我们只有处于爱的环境，才会真正觉得安全，无惧攻击。W. H. 奥登在第二次世界大战爆发时，在诗中这么写着：“我们必须相爱，不然会死。”[1]

我知道有些读者可能会认为将爱的真理带入战争、恐怖主义等政治议题，未免天真、不切实际。战争、种族冲突、社会不公义当然需要以政治手段解决，但从另一方面看，各方缺乏衷心的关切和尊重，则终究不能成事，反而会引发新的冲突。[2]

宗教、社会领袖人士都懂得好战是与爱分离的病症，因此经常强调：要解决问题，爱是个中关键。举例来说，马丁·路

---

[1] 出自奥登的诗《1993 年 9 月 1 日》（*September 1*，*1939*）。——原注 原诗为“We must love one another or die”，后来奥登认为这是他写过的最不诚实的诗，因为人迟早会死。1955 年出版诗选时他坚持改为“我们必须相爱至死”（We must love one another and die），仅一字之差，内涵大异其趣。——译注

[2] 举例来说，第一次世界大战后对德国战败国赔款下重手，引起第二次世界大战更大的憎恨和争斗；南斯拉夫政治上的统一，并未解决塞尔维亚和科索沃间存在已久的种族仇恨，结果导致科索沃战争；以色列和巴勒斯坦之间的政治解决，也因欠缺关切和尊重，至今未能停止流血冲突。——原注

德·金认识到怨恨促使战争发生，疾呼唯爱能治愈斯疾："世界上的人们早晚必须找到和平共处之道……要做到这一点，我们必须从人类冲突中进化出一种拒绝复仇、侵略、报复的方法。这种方法的基础就是爱。"[1]

这是神圣的情操，但人类如何实际戒除对暴力的瘾、停止对爱的嘲讽？我在本书中指出，战争由怨气而来，这怨气又由爱的创伤而来——于是我们责难他人，拿他人出气。本书铺陈出实际路径，以求深度理解并处理人类的这个核心问题。

爱与怨

得知 2001 年恐怖攻击及其所引发的战争热，我的第一反应是生气和义愤，但我马上看到自己的反应正是困扰我的普世问题。恐怖分子理所当然怨恨美国，美国政府理所当然怨恨恐怖分子。跟敌对的各方一样，我也理所当然怨恨——怨恨世界对战争和复仇上了瘾，怨恨各方的仇恨贩子。我虽然热切冀望世界和平，但只要我视恐怖分子和好战分子是敌人，心怀恨意，我不啻也穿上了战争的外衣。我看见自己如何加深怨气，跟世

[1] 见多琳·拉帕波特（Doreen Rappaport）编：《马丁的大话》（*Martin's Big Words*），纽约：海波龙出版社，2001。——原注

界上推动仇恨和暴力的力量如出一辙，这促使我投入一连串灵魂探索和内在发掘。

我想要理解爱如何由金变成了铅，于是强迫自己用心长时间观察怨气，探究自己如何穿仇戴怨，怨气如何在人际关系中运作。在这个过程中，我发现自己因设定了一个对象——跟我作对的某人或某事——而在内心找到极大的满足感，然后罗织对方错处，同时在理所当然的裁判下，把自己化为受伤的一方。我得承认，这就是不能不心怀怨气的根由。

放眼望去，我们会发现人们沉浸在这种怨恨的心态中，我们的婚姻和家庭、学校和职场，都化作战场，人们砸下大笔宝贵的生命能量相互争战、责难并讨要公道。还有"怨恨政治"[1]，政治选战操弄人们的不满和愤怒，顺手打击代罪羔羊来赢得选

[1] 左翼和右翼的政治歧异，以及随之而来的两派对抗（尤其以美国为然），是由两种响应儿时爱之创伤的方式演变出来，孩子在家庭中若没被好好地爱，他对付无助、痛苦、无力的方法就是一种称为"向侵略者认同"(identification with the aggressor）的心理防卫机制，这牵涉到认同爱惩罚的强势父母（通常是父亲）："如果我像他一样，就更安全了。"这样一来，孩子在没有权力的情况下，找到一点点权力。这是成为极右派的心理过程。

因此，右派倡议法治、国家安全、用重典、拥有枪支、有钱有势之精英的特权，以及爱国主义（patriotism 拉丁字根为 pater，pater 即父亲）。这种性格结构即由漠视伤口而来，右翼人士通常都不同情被践踏的人，经常妖魔化他们，称他们为"骗领社会福利者"、失败者、格格不入者。对他们而言，美国和工业化文明为成人世界，第三世界和未开发国家则被视为不负责任的孩

票。同时，在世界舞台上，不同的宗教和种族也不断交相责难、报复。

这种设定敌方来满足自己的倾向，也在我们内心发生。

子，必须严加管教，告诉他们该做什么，这种态度形成极权倾向，如殖民主义，帝国建立、镇压受人拥戴的异议分子等。

右派人士显出强大果决的形象，看不出一点柔弱无助的迹象，因此工人群众经常投票给强硬的右翼领袖。其实这些领袖和工人的经济利益是相左的，但因维持对强大领袖（如父母）的认同比守望他们的利益（如孩子）更重要，故他们可避免面对自己的伤口和恐惧而感觉安全。同时，他们害怕豆腐心肠的自由派总是同情负伤、受压迫的人们，即便自由派可能改善他们的经济安全感，但要说到投票给自由派，还是会动摇他们整个情绪安全感的认同。

反之，左翼人士通常认同受害的孩子这一方。孩子在不公平、不敏感、压制的父母脚下讨日子，因为他们承认并感觉到伤口的痛楚，自然被慈悲和社会公义的观点吸引，因此左派倡议劳工权益、社会安全网络来照顾贫穷和被践踏的人，以及更公平、更人性的对外政策。（笔者的观点和乔治·拉科夫〔George Lakoff〕的“右派严厉父母 vs. 左派无微不至父母”的模型不谋而合，但笔者强调的是：由于对爱的创伤的不同策略而产生这两极的心理角度。）

然而，大部分左派太认同受害者，以致他们无法信任权力和拥有权力的人，这引起一种奇怪的情形：激进人士常搬砖头砸自己脚，阻碍任何抓住权力僵绳的可能。举例来说，他们拒绝修正他们非常理想性的原则以建立更广泛的联盟来取得执政权；他们用自恋的方式建立秩序，让一般大众看不惯而反对他们，或者投票给根本不可能胜出的第三党，因此保证右派会赢得选举，造势集会的口号变成：“你们错待我们，我们不跟你们玩了。”

因此左、右派代表对同一创伤——没感觉被爱、被尊重、受照顾——的相反处理方式。他们之所以彼此相互对立、缺乏对话，是由于他们显示出对彼此的重大威胁。右派代表专权、爱惩罚的父母，吓坏了左派，左派一直得警戒着不让可怕的法西斯、侵犯人权的警察国家出现；左派的宽松随意也吓坏了右派，右派得时时提防道德原则的腐蚀、爱国主义的阙如、对犯罪的手软——这些都会动摇他们的强势父母立场，使他们失去安全感。——原注也许你每天跟自己的工作打仗，视其为要吃掉你的贪食怪兽；又也许你跟预定要做的事、生活中各种压力、交通状况、天气、如影随形的沉重感觉，甚至生命本身奋战。而最痛苦的，莫过于当你认为自己做错了事或者成了坏人时，身心之中的内在交战。这会产生巨大的情绪压力和自我仇视，一些人甚至敌视自己，以至于必须杀掉内心想象出来的怪物一样的自己。

为什么即使会毁了自己和周遭的人，我们还非要制造敌人、培养怨气不可？在恐怖攻击的余波中，我层层筛出自己对世界的怨气，辨识出一种熟悉的感觉：我不属于这世界。这种感觉的源头可以追溯到童年，在成长过程中，我一直像个外人，因为周围的大人似乎比较有兴趣把我塞入他们的想法中，而不去发掘我可能是什么样的人。我母亲不让我做自己，因此我必须把她推得远远的。所以，我自幼就将自己与爱切割，提防着爱。

如此一来，我学着发展我的知性能力——至少是某种程度地——以便脱离与爱分离的痛苦。我需要写作，需要成就感，需要在世界占有一席之地，但更深层的却是不假修饰、简单明了、让我羞愧又无可抵赖的渴望：我必须承认，追根究底，我最想要的就是去爱和被爱。

我在这疯狂世界的怨气底层，找到一个无助的孩子，他还不知道爱是唾手可得又安全可靠。虽然我生命中似乎拥有很多爱，而且多年探索并写作关于人际亲密关系的书，但我还是在心中挖掘出一个隐藏的黑暗角落：我不完全信任爱。我看见这就是怨气生根之处——在这里，世界看起来并不友善，我便与之对立起来。心中与毒害世界的怨气面对面、硬碰硬，这种怨气酝酿出所有责备和诘难，最终导致暴力、离婚、家族仇杀、战争，我一旦认识到自身无爱感和怨恨之间的关系，便更了解为什么爱总是在人际关系中被扭曲。

我还想继续发掘，决定把怨气问题带到我教的班上，当时恐怖攻击发生未久，恐惧和愤怒仍然高亢。一开始我要求他们专注思维生命中一个面临压力的情况，然后我要求他们检视目前的压力如何与他们设定为敌对的一方搭上关系。一些人选择人际关系或工作状况来思维，另一些人则选取恐怖行动、政府的反应或世界的混乱。

学生面对他们设定的敌对事物，每一次心生排斥，就产生紧张压力，让他们很受启发。接下来，我要求他们看看在交战中是否发现对别人有种一直存在的、熟悉的怨气，然后我要求他们用一句话来形容这种怨气，用现在时态，以“你……”开头。这里是一些他们想出来的怨气宣言：

“你想占我便宜。”

“你不重视我真正是什么样子。”

“你不关心我；你只对自己感兴趣。”

“你想控制我。”

“你不把我放在眼里。”

“你不尊重我。”

“你想毁了我。”

“你不接纳我，除非我委曲求全迁就你。”

“你为自己好，就利用我。”

“你不肯对我付出时间和关心。”

“你让我想要点什么都有罪恶感。”

“你从不肯定我的长处。”

当学生轮流描述他们的怨气时，我们清楚地看出它们都是同一抱怨的不同面目，最根本的悲哀就是：你不爱我，更精确地说，你不爱我之为我。这就是在世界上点燃争战的普世创伤。

爱是对美的肯定，我们每一个人都渴望知道并确信自己内在是美与善。尤其在孩提时代，我们需要别人看到我们灵魂内的美，然后像面镜子一样映像出来，如此，我们才可以看见并且欣赏自己。而当真我之美没有被肯定的时候，我们就会觉得没有爱，我们的身心系统便进入休克并且关闭。

我们凭直观认定、了解自己需要什么才能成功，却被我们看不透的原因——或许别人，或许上帝，或许生命本身——给否定了，真令人发狂！我们知道爱本来就属于我们，我们需要与爱和谐相处，需要感觉爱充满、浸透我们……说也说不完。真该怪那个人或那件事！于是我们萌生怨气，怨别人或生命本身不提供我们所需要的爱，或者怨我们自己赢得不了那份爱。

伟大的爱

没错，我们理当得到完美的爱，这是我们与生俱来的权利！但问题是，我们找爱却找错了地方——到身外去找，到在不完美的人我关系中跟我们一样负伤、不完美的人身上去找，所以不免沮丧和失望。即使某些时刻，人我关系中完美之爱灵光乍现，我们还是不可能在他人身上找到爱的稳定泉源。

虽然人类的爱往往看起来并不完美，但有另一次元的爱是完美、完整、常备的，它由终极的泉源直接流入心中——我们称它上帝也好，道也好，佛性也好，事实上，这伟大、绝对的爱——纯净、无条件的开放和温暖——就安住在我们天性之中。

如果说大爱像太阳，我们的伤痕就是云层暂时遮蔽了阳光，幸运的是，正如太阳不可能被云层破坏，我们本然开放和温暖的心量也不会被摧毁。因此，治疗内心创伤并不是修复坏损。负伤的心灵更像是迷路——迷失在云层中，暂时接近不了普照的太阳。虽然我们可能整个人生都迷失在云层中，但这并不代表太阳也迷了路或遭受破坏。要治愈爱的创伤，就必须接触太阳，如此爱方能完成它天生该做的事：照耀在我们身上。

让爱进来

大部分宗教劝诫我们要博爱，以矫治人类无爱的问题，他们说：要想被爱，先得去爱。“凡有的，还要加给他，叫他有余”[1]，“施比受更有福”[2]。

这些灵性生活的核心原则当然蕴涵深刻真理，但另一个真理也正与之靠拢：我们无法给予我们没有能力接受的东西。正因为大地能够接受和吸收（从太阳来的光、从天空来的雨水），所以是丰饶的；我们能够接受爱、浸润于爱、滋养于爱，才能大量付出；如果我们内在无法感受爱，我们怎能真心爱人？如果我们的伤口阻止爱进入，我们又能付出多少？

“爱如同照亮”[3]，里尔克写道，而“被爱如同燃烧”。谁说燃烧不如照亮神圣？如果我们没有燃烧起来，如何照亮？

所以，爱的关键就是更加沉浸在爱里，让爱完全进入我们

[1] 《新约·马太福音》第十三章十二节。——译注

[2] 《新约·使徒行传》第二十章三十五节。——译注

[3] 见乌尔里奇·贝耶（Ulrich Baer）编：《出自诗人的生活指南：里尔克的智慧》（*The Poet's Guide to Life：The Wisdom of Rilke*），纽约：现代图书馆出版社，2005。——原注

内在，爱才可以彻底地活起来，开始呼吸。即使我们相信上帝就是爱，我们的道德责任是要爱我们的邻人，但如果我们的“入口通道”关闭或堵塞了，大爱不能无碍地流进我们、穿过我们，这种信仰也不太可能奏效。

数不清的书籍都教我们如何爱得更好，本书不同，它将协助你专注于接纳爱的心量，以及如何开启这种心量。

我们常忽略人类之爱的一个秘密：接受爱比付出爱更可怕、更具威胁。在你的一生中，有多少次你不让别人的爱进来，而向外推？多少次我们宣告我们希望真心被爱，却常常害怕被爱，难以打开心怀，让爱完全进来？

夫妻因害怕接受爱，往往形成两极——一方积极追求，另一方退避三舍。看起来好像是冷漠的那人害怕让爱进来，事实上双方都希望操控自己接受爱的方式。积极的一方用要求、引诱、追求来达成控制——他们就可以不必融化、开放，他们常常害怕接受和响应，所以他们宁愿追求；冷漠的一方用扣压感情来取得控制。当彼此在抱怨对方时，事实上他们采取的是相同的策略：避免对爱完全敞开的风险。

心理灵性的角度

我在临床心理治疗师的执业过程中，发现将心理和灵性原则引入治疗和成长的过程，成效卓著。心理工作着重损坏的那部分：我们在人际关系中怎样受伤，怎样处理伤口；灵性工作比较着重在本质上怎样才正确：如何开发我们天性中无穷的资源，活得更海阔天空。如果说心理工作使云层变薄，灵性工作则召唤太阳。本书兼具二者，从心理／灵性（psychospiritual）的角度来转化心灵的创伤。

在心理层次，本书提供一套独特理解和实践的方法来处理爱的创伤，释放陈年怨气，让爱尽情流入你、穿过你；在灵性层次，本书帮助你开放、在充满爱的空间里拥抱最困难的经验，更有甚者，能够让你契入本性中的绝对之爱，让爱注入你的生命，由内照射出来。

在这两个层次上努力——处理心理创伤，并学习接触大爱——会帮助你用更宽大而开放的心胸，与自己、他人、生命接轨。你会发现你的创伤不是过错、不是缺陷，而是导向罗盘，引领我们走向更伟大的人我契合，于是在爱天赋的完美和人际关系不可避免的不完美之间所产生的张力之中，你会活得更有创造性。

本书所有想法和方法都取材我的个人经验和研究以及作为心理治疗师的工作中。我发现在我班上和工作坊分享这些素材，在改善自己与自己、自己与他人的关系方面极具成效。在教学中，实地练习可以让人具体而个别化地将这些素材应用于生活中，变成自己的一部分，但若将这些练习穿插于本文，恐破坏文气的流动。所以除少数重要的练习外，我把自己整理的这些练习放在每章之末，如果你有意，每章读毕，不妨翻到练习部分，自行练习，将会助你整合、结合一路读来所获得的想法。

愿所有众生幸福自在。愿我们知悉自己被爱拥抱着，而能在自身中发现无尽的喜悦，与周遭世界分享。愿我们体察到我们真实的本性是充满喜悦、发光发热的爱。

练习

本书中的所有练习证实对参加过我工作坊和训练班的学员很有帮助。许多练习牵涉到向内心检视并回答关键性的问题，你可以用写笔记或观想的方式来回答问题。我建议在每一项练习开始前，你先花一点时间安顿下来，深呼吸几次，并感觉你在自己身体内存在。

认识你的怨气

这个练习可以帮助你辨认出在生命和人我关系中的主要怨气模式，从中解放的第一步，就是将这敌意的怨气模式带到意识层面。

1. 心中想一个目前在人我关系中感到困难、压力或痛苦的情况——与朋友、情人、配偶、同事或家人。

2. 当你想到这困难的情况，你的身体有什么感觉？它如何影响你？

3. 当我们和别人冲突，我们常和他们对立起来。你怎样视对方为敌人？注意一下这敌对的立场如何影响你的神经系统。（举例来说，你觉得焦虑、紧缩或沉重吗？）

4. 问你自己是否又在打一场老旧、熟悉的仗，打了一辈子的仗？它有什么熟悉之处？它怎样带你回到过去？在这个情况下你对对方的什么怨气又跑了出来？用一句话说明，用现在式，以“你……”开头，并想象你对着那人说。（举例来说，如“你不了解我”、“你对我并不公平”、“你只想占我便宜”。）

5. 一旦说出了这怨气，看看它如何联结到一种老旧、熟悉的“你不爱（了解、欣赏、知道）我的真实面目”的感觉。

6. 承认这种没被爱的老怨气，看看它仍在你内心活着，影响自他互动。它像什么？注意不要去批判，只是将它带出来，摊开来，并辨识它，看看是什么感觉。

序曲　被爱拥抱

戴维本身糅合许多有趣的特质：年约四十，是位颇具魅力的男士，非常渴望坦诚直接地接触异性和性，但他也活在创伤的阴影之下。他有生以来有一大串情史，却都维持不了多久。他要找条件不错的女子根本就不成问题，然而故事总是大同小异：他最后不是挑三拣四，把她们赶跑，就是向后撤，直到她们知难而退。他想爱想疯了，他承认回顾一生中和他分手的女人，有好几个都会是很好的终生伴侣，但在当时，他总可以找到理由不满意对方，然后抽身。他来接受心理治疗，想弄清楚他的爱情生涯究竟出了什么问题。

六个月之前，他开始了一段新的爱情关系，他爱这位女子远比以前的经验来得更狂野、强烈，他们感情十分契合，谈话异常投机，性关系也极为协调，但到了某一地步，他抽出身来，和林恩一刀两断，因为他无法信任她，害怕她会伤他伤得太深。

在我们刚开始的几次咨询中，戴维总在谈论林恩，谈她如何不值得信任，但我最终将焦点转移到他个人的内心。他成长过程中，母亲是一个飘忽不定、抑郁、长时间不在孩子身边的人，即使在家，也很少对孩子付出感情，无论戴维怎么做——从生气到退缩——都赢不来他想要的关注和爱，结果他根本不相信爱是与他有份的，或是做他自己仍可以得到爱。他必须让女人另眼相看来证明自我价值，同时又埋怨她们害他非这样做不可。

戴维的魅力外表之下，有一股连他自己都不知道的怨气暗潮汹涌，但是不会形诸于外，因为在他家里，愤怒是罪大恶极，所以就转变为排斥，因此他表现愤怒的方式就是谁近身就推开谁。基本上他在对所有喜欢他的异性说 :“走开，我不相信你会对我感兴趣，我不相信我会吸引你，因为你不会真的爱我。”他不信任林恩的感觉，回荡在他整个过去生命的长廊中，他一生从未感受到充分被爱、被拥抱。

戴维向我咨询了几周，努力了解并处理自己的创伤之后，又恢复了对林恩的兴趣，虽然感觉有一点危险，但还是想再约她。当他想到这些时，一个美好时刻乍现，他抬头，有如凝视天堂，近乎文绉绉地问 :“就是这样吗？你爱一个人，把自己打开，感到有点任人宰割，你让他们进到心里来，于是他们变得非常重要，然后他们爱怎样就怎样——走掉、伤害你、对你说谎——你就没辙了，爱就是这么一回事吗？”

戴维直率的话触动了我的心弦，在我心头产生共鸣，他提到的事让我联想到自己的经验，不禁对他会心一笑。我想到当你真心想和他人深层契合，当热情自内心深处涌出，如同无法驾驭的波涛，就这样把你冲撞开来，你不但无法控制自己的情绪涌动，也不能控制对方的反应。我想到自己也曾有那样原始、直接的经验，以及随之而来的害怕、想保护自己的本能。

“当我对一个人敞得这么开，真的感受到那种深度和力度，”戴维继续说，“我知道这就是我真正希望从对方身上得到的，这就是生命力的所在。”他是说爱的力量一路引领我们，直到濒临投降的甜蜜边缘，让我们敞开心怀，不想脚踩刹车，“但感觉那么危险，好像会丢掉老命一样”。

戴维踩在剃刀边缘，拿不定主意是不再抗拒林恩的吸引力——但感觉风险重重，还是靠后站稳当些。我问他：“如果你在这份爱情关系中可以要什么有什么，你想拥有什么呢？”从他嘴里说出的第一句话听起来蛮悲哀的：“我不知道。”我鼓励他把问题放在心中好好酝酿一下，注视内在，让答案从内心深处流出来。停了一会儿，他说：“我希望我能信任她，而且知道自己真正被爱着。”话才出口，他马上澄清，“这个要求大概太过分了。”我问：“如果感到这样被爱，会是什么样子，会带给你什么？”这次他停顿得更久了，然后说：“感觉被接纳，人家珍视我之为我。”

我下一个问题是：“如果你感觉被接纳、受珍视，会带给你什么？”更久之后，他幽幽地说：“我厌倦了分离和孤独，我真想和人灵犀相通……”戴维常提到一再生起的孤绝，好似在这世界上迷了路，找不到归属。这是他第一次直接承认渴望灵犀相通。

我可以感觉到他心里还在翻搅，我请他继续追查这个问题，就问他灵犀相通的感觉会带给他什么。这次的答案倒是出来得很快，他想都没想就说：“一种归属的感觉，就像有人珍爱真实的我——虽然我不太确定那会是怎么一回事，因为，你知道，我从没经历过。”

说完这席话，戴维脸色红赧起来，我知道他迈出了多大的一步。我们又继续谈了一会儿，我承认要男性辨识出他渴望归属和珍爱有多困难，尤其在另一位男性面前承认，的确更属少见，因为更容易受到责难。戴维在我脸上搜寻不屑的神色，我便让他知道我充分了解他，也感激他和我分享这些。我们静默地坐了一会儿，两个人都在咀嚼着他坦承渴望被爱是什么感觉。

我有一点想在这里停下来，剩下的交给他处理，但已经走到这一步，我感觉有些东西需要进一步探索。我确定他可以继续了，于是说："想象着被人珍爱，会给你内心带来什么，让你内在经验到什么。"他闭目一会儿，然后说："它像被别人爱的臂弯拥抱着……事实上我现在可以感觉到一点点了。"

戴维和我两个人同时明显地放松下来，戴维感受到温暖、澄澈、踏实充满了整个房间。

戴维从孩提时代就觉得和家庭接不上轨，现在却愿意承认他需要归属、被珍爱、被搂在爱里，表明他在疗愈疏离感上跨出了重要的一大步。戴维坦率承认这些深刻的需要，正视它们的存在，等于正用温暖和开放将自己的经验拥起。这让他尝到被爱和接纳拥抱是什么滋味——这正是他找寻的。

我们一路走来，我再一次想就这么结束。突然，毫无预警地，问题从我唇间迸出："你是什么感觉——感觉那样被爱拥着？对你身体有什么影响？"这次答案呼之即出，因为戴维已经身在其中了："像降落到地上，被大地拥起。我的胸部是温暖的，我的腹部是饱满的。"

"你继续保持腹部和胸部的感觉，会有什么现象？"

"很放松，内在有些东西放下了。"

我鼓励他在这种状态下继续放松，因为这是一种全新又强力的经验，应该让他的身体完全了解。过了一会儿，他说："有一种温暖的喜悦感传遍全身，好像渗入所有细胞。"当戴维正在体验让爱尽情流过他，我鼓励他继续浸润在这种全身的喜悦感里，然后提出最后一个问题："那像什么——让爱从内在通过？"

"像从天而降，然后安顿下来……像深度休息……像我整个人都在当下。"

"现在不需要证明自己什么了。"

"不，没什么要证明，我可以就是这个样子。"

我们探到了追寻的底层，他降落在唯一可以着陆的地方——他的本性，开放和温暖的境界，我们称其为爱、善、美。并且他从身体上感受到了，腹部饱满，内心开放。这是戴维最深的愿望：不必靠证明自己来赢得爱，而是可以放松安心地做他自己，重新跟生命中枢和内心取得联系。他一旦看到这一点，立即沐浴在深刻的平静中，他就安住那里——在自己之内，为自己存在，与自己同在。

这是我们俩一起努力以来的重大转折点。戴维一生在孤绝的沙漠徘徊，终于发掘出一泓清澈的流泉，他可以从内心更坚固踏实的地方出发，用全新的方式去处理与林恩的关系。

爱是扶持的环境

在这次咨询中，最重要的时刻发生在戴维认识到自己深深需要被爱拥抱，而且尝到了被拥抱的滋味，让他能放松、放下、安顿自己。戴维不信任母亲，致使他一生害怕并怨恨女人。但在更深的层面，他的创伤显示他不信任生命，没有认识到他整个生命其实是被更广大的、值得信任的东西扶持着。

我们需要的扶持，本质到底是什么？

想想宇宙中所有事物都被更广大的事物扶持着，地球被虚空扶持着，这是围绕着它、让它自由自在移动并转动的环境；DNA 被细胞扶持，细胞被大些的组织和器官扶持；树叶被大树扶持，大树被地球扶持；成长中的孩子被家庭环境扶持。[1]

英国儿童精神分析师温尼科特（D. W. Winnicott）将家庭定义为“扶持的环境”（holding environment）[2]——能支持儿童健康成长。除了对儿童很重要的身体扶持之外，温尼科特的扶持观念主要指家庭可以提供的良性的情绪环境。

---

[1] 在最深的层次，人类的存在为现实的基本运作所拥抱、所支持、所实现，这个基本原则，西方称为神授律法（Divine Law），东方则称为道（Way）或法（Dharma，字面上的意义是持）。我们的文化不再赏识或了解事物自然神圣的秩序，以致家庭愈来愈难也愈来愈少提供平衡的扶持环境来滋养心智、信心和健康，因此现代文化哺育出的人们缺乏内在深沉的安宁，只会觉得难以爱人和被爱。——原注

[2] 或译为“包容性的环境”，温尼科特用来指婴幼儿早年与母亲的关系。母亲养育的方式给孩子一个“心理的支架”或“控制的环境”，来发展孩子的内在心理结构。如母亲无法提供，会让孩子产生假我失调（false self disorder）的问题，后来温尼科特又将“扶持的环境”一语用于心理治疗师和病人的关系。——译注

什么样的扶持对人类成长最重要？想象用手托起一只落巢的鸟宝宝，如果握得太紧，会压扁它；如果握得太松，它又会掉下地，所以你要用手做成摇篮圈起它，同时不要压得太用力。

这就是扶持最重要的两方面：接触和空间。接触包括会见、了解、触碰、和谐、契合、照顾，儿童若有良性接触，较易发展自信、内在的自我支持、自我接纳。但仅有良性接触还不够，还要给儿童空间——做他们自己的空间。没有空间的接触，会非常具侵犯性，令人有狭室恐怖感，透不过气来。

温尼科特强调让婴儿安住在他们自己的“非结构性存在”(unstructured being)[1]中，不要常常入侵。若父母不能提供这种空间感，儿童会觉得窒息、受制，然后他们会极力取悦父母，迁就父母的设计，于是与自己的生命断了联系。

父母若不具侵犯性，而且认识、尊重孩子个人的节奏和需要，并尊重孩子的空间，不常侵扰孩子“自我运作”(going-on-being)[2]（温尼科特的说法），便可以帮助孩子在自我中悠然安住。当然，如果这空间感未能和良性接触取得平衡，也会造成问题，孩子会觉得遭到遗弃。

---

[1] 即一种没有结构、不严谨的生命存在状态。——译注

[2] 即悠然自得的生命存在状态。温尼科特指童年无忧无虑的状态，没有遭到侵犯。——译注

这样说来，爱大致会造成两类创伤，使人害怕亲密关系：父母若过多侵入，未能提供足够空间，孩子长大了会害怕亲密接触，以防被卷入、受控制、受操纵、遭妨害；父母若未能提供温暖的感情接触，孩子长大了会害怕遭弃、失落、匮乏。若害怕卷入纠葛，通常会导致人际关系的撤退；若害怕遭弃，会造成依附他人，当然这两类创伤也会显示为其他症状。许多人两类各占一点，造成“拉锯”的人际关系，对方开拔走人的话，他必穷追不舍；而当对方迎上前来，他反而缩头缩脑起来。

父母一旦提供了足够的接触和空间[1]，便创造出一个扶持

---

[1] 现代家庭生活往往无法提供孩子成长所需的接触和空间，日间托儿所、利用电视和计算机为照料小孩的工具、不稳定的婚姻、忙碌和压力，都跟我们迫切需要婴儿与母亲般的紧密联系相悖。

同时，父母使孩子忙这忙那、把他们的时间占得满满的、让他们成天开开心心的，类似情况有逐日增加的趋向，这也跟孩子需要花时间待在“非结构性行为”的状态唱反调。格林伯格和米切尔形容温尼科特需要空间的观点是：“母亲若不苛求，孩子便得以享有不拘形式和自由自在的独处经验，这种能力对长成稳定和独特的自我十分重要……儿童得以去经验……一种‘自我运作’境界，它将……自然浮现。”参看雷·R·格林伯格（Jay R. Greenberg）和斯蒂芬·米切尔（Stephen A. Mitchell）：《心理分析理论中的目标关系》（*Object Relations in Psychoanalytic Theory*），哈佛大学出版社，1983，第 193 页。对“不拘形式和自由自在的独处经验”的干扰——温尼科特的用语为“侵入”（impingement）——迫使孩子突然从“自我运作”中断，孩子就会“从静止的境界扭转过来，被迫反应……按照外界提供给他的条件去塑形自己。过长的侵入会将儿童的经验切碎，他出于需要，必须过早被迫跟他人的要求同步……他跟自己自然的需要和姿态失联……并且从抱怨出发，（发展出）虚假的自我”（出处同上）。——原注

的环境，滋养健康的身心成长和人际关系。在这种友善的环境中，儿童可以放胆去放松、放下、信任，并因而能够打开心轮，经验其细微的敏感性。

扶持的这两个面向（接触和空间，规范步调和顺其自然）和爱的两种核心特质（温暖和开放）是相应的，是在我们的生命中本有的。温暖是我们天生的动力，自然想向外探伸、碰触、接触，想欢迎、拥抱、邀喜悦进来；开放是我们能够以温和、空阔的方式，顺其自然，允许他人显现他们的真实面目并接纳之，不去掌控或按照我们的意志任意揉捏他人，这种顺其自然是我们给予所爱之人最大的仁慈。开放加温暖，让我们认识、感谢每件事物和每个人最核心的本然之美——简言之，就是爱。

虽然这两种特质是我们与生俱来的，还是需要第一朵火花来点燃。对孩子来说，那朵火花就是知道自己被爱。孩子一旦感到真的被扶持着，也就是说，当父母给予温暖的接触和温柔的空间，让孩子做他们自己，他们就会觉得被爱。

我们能感到被爱扶持，便可放下我们的防护盔甲，一如戴维的情形。这样我们才能学习放松，让爱流过我们，安住在我们敞开的内心中。

第一章　完美的爱，不完美的关系

想靠别人获得喜悦，

我溃不成军。

——作者的诗

如果说爱的纯然本质像太阳高挂在无云晴空，这清朗明亮的光，在人我关系的开始与结束两个时刻照射得特别耀眼。当小宝宝出生时，如此可爱的小生命可谓恩赐，你毫无保留、毫无要求、毫无评断地全心响应他；当你初次坠入情网，对方全然的美打开了你的心门，你既惊异又欢欣，一时之间，所有的爱如明亮的阳光倾力注下，你简直可以融化在喜悦中；同样的，当朋友或所爱之人面临死亡，你们之间的所有争吵或歪理都消失无踪了，你只剩下对他（她）的感谢，感谢他（她）在这世上和你共处的这一段短短的时日。只要人们把自我——一己的要求和算计——放到一边，相互完全开放，纯然、无条件的爱就遍洒大地。

绝对之爱（absolute love）不是我们得去——甚至可以——编造或杜撰的，当我们——对他人、对自己、对生命——完全开放，它就自然而然显现在我们身上。在与另外一个人的关系上，它显示为无私的关怀；在与我们自己的关系上，它表现为内在信心、自我接纳，让我们自内至外温暖起来；在与生命的关系上，它示现为安宁、感谢、生之喜悦。

绝对之爱

我们若从另一个人那里感受到这种开放和温暖，就得到了重要的养分：帮助我们体验自己的温暖和开放，让我们认识到天性中的美善。无条件之爱的光芒照醒了冬眠的心灵种子，助它们成熟，开花结果，使我们得以实现这一生独一无二的价值。若我们从他人处接受到纯粹之爱、关怀和赏识，便得到了最佳的祝福：纯粹之爱接受我之为我，让我们肯定自己。

两个人若了解并欣赏彼此的真实面目，他们便分享着马丁·布伯（Martin Buber）所谓“吾汝关联”（I-Thou recognition）的时刻。布伯认为这种肯定提供了重要的确认：帮助我们了解并感觉到自己的存在。

最肯定的感觉其实还不是感觉被爱，而是我们以真实面目被爱。真实面目意味着我们的真实存在，绝对之爱就是对真实存在之爱。

在我们的个性、痛苦、迷惑之下的更深层，是我们动态开放的真实面目，它在我们感觉安顿、稳妥、契入自己时才会出现。爱若扎根于此，便会毫无阻碍地流过我们，使我们对他人更加敞开。当两个人在毫无保留的境界中相遇，他们共享的是绝对之爱的完美时刻。

然而，一个极重要的观点是：人的个性并非这绝对之爱的源头，相反的，绝对之爱超越我们的局限，从它最终极的源头照射我们。我们是这光热流过的通道，它在流过我们之时，也在我们内在找到了家，作为我们的内心本质（heart-essence）安住下来。

我们和这种完美养分有亲近的血缘，它也是我们最深层的本质，我们的生命之血。这就是为什么每一位小宝宝一出生就本能地急切寻求它，我们不由自主地想要我们的天性。

我们一旦认识了生命存在的价值和美妙，便可放松、放下、安住在自己之内。放松会带来开放；开放让我们对流过的生命透明无隐，像是一扇刚打开的窗户，清新的微风立即吹入室内，带来安宁的感觉、真实的力量，D. H. 劳伦斯视这为“生命冲进我们”。

马丁·布伯视“吾汝关联”的时刻为蜕去一层老旧、保护的皮，如同蝴蝶从蛹化现而出。我们一旦尝到纯粹、无条件之爱，会觉得做自己很好，活着也很好，我们想展翅高飞。这种生命力的河道汇流在我们身上时，将会生出无上的喜悦。

这样一来，无条件之爱让我们安住在自己当中、安住在生命喜悦之流中，就如戴维·斯坦德尔－拉斯特兄弟（Brother David Steindl-Rast）对这种深刻契合情形的描述：“一时之间，我们只是知道，一切都属于我们，因为我们属于一切。”[1]

这是人类之爱最伟大的价值，它引领我们进入比人类相对性更为广阔的境界，它在帮助我们契入内在发光发热的生命力之时，流露出美妙和力量，在那里，因为我们对生命完全率直无隐，我们便与生命本身合而为一。若生命属于你，你也属于生命，你便再也不会饥渴和恐惧，你感到生命有其基本的尊严和神圣，并不需要仰望别人的同意或认可，在这种生命深刻的和谐中，你了解到你没有负伤，从没受过伤，也不可能被伤害。

这是人类生命存在的真义：绝对之爱帮助我们契入我们的真实面目，所以不可一日无它。

---

[1] 见戴维·斯坦德尔—拉斯特（David Steindl-Rast）：《感恩：祈祷者的心》（*Gratefulness：The Heart of Prayer*），新泽西兰，兰姆西：波利斯特出版社，1984。——原注

相对之爱

虽然人心是大爱流向世界的通道，这个心的通道却常常阻塞——由于不知道我们被爱而产生紧张不安、防御的行为模式。结果，我们虽偶尝短暂、喜悦的灵犀相通，但爱天赋的真诚开放却难以完全渗入我们的人际关系。的确，两个人愈敞开，障碍——他们最深最暗的创伤、绝望和不信任、最直接的情绪引爆点——就愈容易浮出水面，就像太阳的温暖刺激地球释放湿气而产生云朵，纯粹开放的爱会启动我们情绪创伤的积云，那是我们紧闭、活在恐惧中并抗拒爱的地方。

这并不稀奇：在我们变成无碍的信道，让爱得以畅流之前，创伤必须暴露出来。被治疗的事物必须当下立现，爱才能发挥疗效；若隐藏起来，只会生脓溃烂。

这就是相对之爱：阳光般的绝对之爱被我们的局限性人格及其防卫模式——恐惧、不信任、被动反应、不诚实、攻击性、扭曲的视角——所过滤。如同多云的天空，相对之爱不完全、不恒常、不完美，它是光影的交替演出。绝对之爱所散发的光热，只在瞬间闪耀。

如果你密切观察人际关系中的自己，你会发现自己时退时进，游移在开放和关闭、晴空和乌云之间。如果对方很有反应，注意聆听，说你爱听的话，你的内心便自然开放；反之，对方若没有反应，听不见你，说了不中听的话，你将会立即收紧，开始退却。

我们会随着情况起伏不定，难以全心肯定另一个人，往往要依照我们每个人能够付出和接受多少、彼此之间的默契、我们的局限和条件反应模式、个人成长的程度、有多少觉知和灵活度、沟通程度、身处的环境甚至前一天晚上睡了多少觉来决定。相对就意味着一切视时间和状况而定。

一般人类的爱都是相对的，从没有恒常的绝对性。如同天气一样，相对的爱是连续的、动态的变化，不断生起退去、盈满亏缺，外观和强度皆与时俱变。

说到这里，许多理论可说再清楚不过了，但常常会出现这样的障碍：我想象别人（当然是我之外的某人）应该不断地爱着我们，不多不少，恰到好处，他们是完美之爱的来源。由于我们第一次爱的经验通常都来自别人，我们很自然以为人际关系就是爱的主要来源，一旦这份关系无法营造我们梦寐以求的理想关系，我们就以为有什么不对劲了，这种失望一再启动心的创伤，就会产生对他人的怨气。因此，了解绝对之爱和相对之爱的重要分野，是疗愈伤口、解脱怨气的第一步。

在我们生命的最深层——所有众生共同的内在圣性——并

没有你我的分隔，任何时刻，都可能与任何生命——情人、孩子、朋友、在路上擦肩而过的陌生人，甚至小狗——灵犀相通而产生温暖和开放。一旦我们能欣赏另一生命之美，心轮便打开了，绝对之爱的火花通过我们。在这契合的时刻，我们不再分离或孤绝，而是快乐地分享众生心中最可爱、最温柔的部分。

但同时，在相对的层面，我们一直是分离、隔开的，我们占据不同的身体，有不同的过去、背景、家庭、个性、价值、喜好、观点，最终还有不同的命运，我们每一个人看待事物、对事物的反应都不同，也用我们独特的方式来对待生命。

是的，我们当然体验过人我合一的感觉，但这只在生命对生命契合时才可能发生，因为在纯然生命和纯然开放的层次，我们是一。你我的开放性并无不同，因为开放性没有坚实的形式，所以不会有分隔你我的界线。因此当我们在绝对之爱的时刻相遇，以生命对生命，就像水倒入水中。

对比之下，相对的爱是有形层次的交流：人对人。每一个人，如同世界上的每一片雪花、每一棵树木、每一处地方、每一个环境，彼此都不相同，都有独特的性格和表现的方式，跟其他人不一样。两个人在纯然开放的领域，可以知道他们是一，在有形的领域，无论如何必然是二。

也许前一天晚上，你和一个人深深地契合，对他打开了心门，爱恋着、倾心着，但第二天早上，尽管你仍感受着爱意，可是前一晚敞开心房的感觉却被乌云笼罩了，你开始考虑：向这个人打开心门是否妥当？我能接受这个人完全是另外一个人吗？他（她）能了解我多深？我们是绝配吗？

融合为一的感觉，是与绝对之爱幸福结合的时刻。这是伟大爱情神话的开始，是纯粹的发现与交遇，经常发生在不寻常的时空。但相对之爱的挑战又将恋人带回地面，迫使他们不断面对、处理他们的二元性，如果他们不尊重对方的相异性，不探索如何横越相异性去发掘对方，恋人的结合终将失去热情和活力，且以不健康的情绪相互影响，或产生相互依赖的危险关系。

两人通常首先寻找共同基础，但由于两人的相异性将他们拉至不同的方向，地基于是从他们脚下松动，关系就这样在两人之间不断摆动。既想在此时此刻交遇，却又被记忆、期望、过去创伤的潮起潮落卷得团团转。在一元和二元、相聚和分离、新鲜的发现和旧有的联想等种种紧张的状态下，相对之爱实难稳固和稳定。

其实是因为我们的期望和现实相左，才会产生问题。我们总是以为爱应该是稳定的，这种期望使我们无法欣赏相对之爱所给予的“人我之间的亲密”。亲密——在相异中分享彼此之为彼此——只有在伴侣和我以二元的状态相遇，我视对方纯粹是另一个人同时又不完全是另一个人时，才会发生。

二元和一元的交替虽然可以点燃好奇和热情的火花，但同时也摆明了亲密关系顶多也不过是断断续续的。在亲密的时刻里，我们横越相异的高墙来相遇，但仅仅是片刻而已，而不能持续。最佳状况下，相对之爱本身很美，两人在差异和变化中欣赏对方、享受对方；而最糟的情况，则是演成一出肥皂剧或悲剧。

如果你指望别人永远与你步调一致，你就会陷自己于沮丧、失望和痛苦中，因为这无异于缘木求鱼。每个人只能跟随自己内在的法则，因为每个人都有自己的节奏和感觉，你永远无法期待别人步调与你一致，你无可避免会和所爱的人不同步，因为你们一直在不同的时间想要从彼此身上或从生活中获得不同的事物。结果无可避免，和声变成走音，了解变成误解，造成伤害和隔绝。即使最亲近的婚姻伴侣有时候也感到误解、失联、彻底的孤绝。

即使有人想跟我们步调完全一致，也不可能，因为他（她）永远不能预卜我们每一时刻想要什么。我们也许现在想要亲近，于是情人挨近我们，不久我们可能又想要有自我空间。我们连自己每个时刻要什么、内在发生了什么事都弄不清楚，而且心意还不断改变。如果真是这样，我们怎能期望另一个人与我们步调永远一致，尤其是他人只能依据他们自己不同的观点、节奏、需要来行事？

不但我们每个人有不同的需要和观点，我们还想要以独特的方式被爱——它能够抚慰过去带来的情绪创伤。这真是高要求！因为它假设别人应不断调整他们爱的风格，来配合我们。举例来说，如果你有被遗弃的恐惧，你可能会逼你的伴侣多作口头保证，结果超过了他的限度。你听了固然欣慰，知道有一个人陪伴在身旁，不幸的是，这些期望可能触发他（她）被承诺限制的恐惧，因为一旦被逼得依照你的时间表保证，他（她）可能觉得受制于人。你的伴侣不见得像你，他（她）要有个人空间才觉得被爱，如果你期望伴侣用你认为恰到好处的方式爱你，他（她）可能会想撒腿逃跑，结果反而牵引出你被遗弃的恐惧。两人再怎样努力，往往还是不得已触痛了彼此的创伤。

虽然没有人能够和我们步调永远一致，我们仍紧抱期望，怪罪别人："你没给我我该得的。"印度老师普拉吉难帕（Swami Prajnanpad）如此描述该情况："每个人都正在通过这深沉的心理煎熬，为什么？因为他想要得到，又没得到，他相信他应该得到，也可以得到，但他没有，这就是引起这种剧苦的原因”[1]。

其中的问题是，当我们试图叫别人用我们认为他们应该的方式来爱我们，我们的行动中有爱吗？这难道不是另一种形式的控制？在两人关系中，期望常是一种微妙的暴力，因为这是要求别人顺从我们的意志。

从这些情况看来，相对的爱的确颇为坎坷。在我与你亲密交心之后，我们不可避免又回到视所爱之人为“他物”，某一个“在那里”的人，一个被需求、反应和设计的对象。“这是我们命运中深远的忧郁症。”布伯这样写道：“我们世界中每一个‘你’都会变成‘它’……真正的观照从不持久，纯粹之爱从不能维持，世界上每一个‘你’都注定变成一件东西，或一次又一次变成某种东西。”[2] 虽然纯粹之爱也许是我们内心的本质，它外显的面目却不断受到过去的因缘和现在的情况的制约。

---

[1] 普拉吉难帕老师是一位不同凡响、饶富趣味的吠檀多不二论（Avaita Vedanta）老师，在19世纪20年代读到弗洛伊德后，为他的学生发展出一套自己的心理治疗方案。除了法国，他在西方其他国家并不知名。他在孟加拉国有一个小会所（ashram），卒于1974年。本书中引用的他的话，出自他与法国学生在书信和手稿中的对话。他的著作并无英文版本，Hohm Press（Prescott，Arizona）正准备出版他的教示，由他的一名法国学生编辑。——原注

[2] 见马丁·布伯（Martin Buber）：《我与你》（*I and Thou*），纽约：Scribners出版社，1958，第16—17页。——原注

母亲虽然无条件爱孩子，但如果她被孩子做的事惹恼了，或某一天接二连三发生不顺心的事，她也可能对孩子毫不留情。

这是我们躲不掉的命运，这命运陷我们于隔绝，在隔绝中我们将自己和所爱的一切投射成期望和恐惧的对象，于是人际关系便不断偏离人我合一的喜悦，陷入二元的动乱——喜欢或不喜欢、同意或不同意、亲近或冷漠。你先生今天可能仁慈而有耐心，但明天又可能冒出一肚子怒火来。这一刻，你所爱的人眼中闪烁着纯然之爱的火花，下一刻，你说了逆耳的话，他（她）又狠狠瞪你一眼。

纯粹之爱在绝对的平台上运作，喜欢或不喜欢则在另一不同的层次上，也就是相对、个人的平台上进行。我们若了解自己同时活在两个层次上，就可以减轻“我爱你，但此时此刻我受不了你”的困惑。我们很难不喜欢他人合乎我们品位和喜好的地方，但我们又不喜欢他们碍着我们的地方。只有在高层次的灵性发展中，人类才能自喜欢或不喜欢的拉扯中超脱出来。这意味着，相对之爱不可避免含有爱恨并存、说不清的情绪。

夫妻、亲子、朋友之间永远不可能维持稳定及和谐的沟通。这就是必然规律：每一个相聚的时刻之后，接着就是离散。这并非爱、人类或宇宙在设计上的缺憾或错误造成的，也不意味着你不好，别人不好，生命不公平这类的事。生命的脉动永远在循环中，上下、来回、扩展和收缩、协同和消耗（synergy and entropy），诸如此类。

能量呈波动式的运行，波动包含波峰和波谷，若非波谷，哪来波峰？先有离散，方有聚合；只有在缺乏了解之后，才有了解可言。

的确，人际关系若不是这样高低起伏，它就是淤塞和监禁，而不是动感的舞蹈了。人类的相对之爱不完美也不恒常，像地球上其他一切事物；人生经验往往是生涩、粗糙、混乱的。没有事物可以持久，没有事物一成不变，没有一旦花好月圆就一劳永逸的事，一切事物都会改变。

新鲜爱情的喜悦达到高点之后，接着就产生冲突和受苦的低点，我们常觉得是场灾难，不应该发生。如果我们能认识到低点是相对之爱不可避免的波谷，那么误会和隔绝就可以是重新了解和契合的跳板。

假使我们诚实地注视生活，我们会看到不可能有一个人完全可靠、始终不渝对我们好，虽然我们可能想象在某人、某处那里——也许是电影明星或灵修的人——存在理想的人际关系，但这仍以幻想成分居多。如果更为仔细地注视，我们会看到每一个人都有自己的恐惧、盲点、私密、不安全感、侵略和操纵的倾向、情绪引爆点——这会阻塞让爱畅流无阻的通道。

我们虽然都想用一颗纯洁的心来爱，但我们的局限不免使我们的爱上下波动、左右摇摆。

我们对完美之爱、完美结合的渴望，自有其重要和美妙之处，我们因直觉地知道心底藏着一份完美而产生这渴望，它便指向超凡的境地。我们渴望愈合隔绝——我们和生命、上帝、自心的隔绝，只要我们正确理解这种渴望，我们将超越自我。全心付出自我，用这样的灵性去生活，我们会看到，它是绝对之爱进入我们的钥匙。

但如果我们将这种思慕转嫁到另一个人身上，可就麻烦了。这就是要分辨绝对之爱和相对之爱的理由——如此我们就不会到不完美的情况中寻求完美之爱。虽然亲密的契合可以闪耀出绝对的人我合一的光芒，但我们可不能完全指望它，完美之爱唯有在完美的境界中——生命核心中的开放、觉醒的心——寻求。只有这样，我们才会知道什么是完美的结合，也就是“我们属于一切，因为一切也属于我们”的心境。在人际关系中寻求完美，只会感觉背叛、气馁和不平。

创伤的创世记

驾驭人际关系的浪头是很难的，特别是在误解、不和谐、隔绝的波谷触动我们心底的创伤，激荡起童年的挫折和伤害的时刻。在我们生命最初的几个月，父母通常竭尽所能地给予我们无条件的爱和奉献。我们还是小宝宝时是非常可爱的，有这样珍贵、可爱的小生命降临到他们生命中来，父母大概觉得幸运极了。如果我们够幸运，有一位母亲——“过得去”（good enough）[1]的母亲——照顾我们，这也许是我们首次沐浴在爱的纯洁无碍的阳光中。

当小宝宝被母亲爱的手臂拥着，他便在喜悦的暖流中放松了，因为绝对之爱无碍地流经他们身上。母亲的照顾是外在条件，让小宝宝体验他生命中爱和喜悦的本质，有了母亲的爱，小宝宝便在自己温暖开放的天性中软化下来、安定下来。

神经心理学研究显示，婴儿与母亲的亲密关系，对培养婴儿身心发展至为重要。起初，母亲的身体接触和照顾，帮助小宝宝学习安抚、调节神经系统，健康的恋母意识则培育孩子认知、行为、身体的发展，并直接影响大脑边缘系统（limbic brain）的发育，这是主管人际和情绪反应的部分，甚至内分泌和免疫系统也都攸关早期恋母与否。

婴儿若能感知母亲的存在及照料，便可调节自己的神经系统，这比他们与生命的契合更为具体、更易感知。既然母子结

[1] 温尼科特语。——译注

合对婴儿身心各方面发展扮演重大角色，婴儿自然视母亲为爱的来源，在世界某些地方，比如印度，母亲则近乎神祇了。

但这也给人类带来最根本的妄想：快乐安宁的来源在我们之外[1]，在他人的接纳、认可、照顾之中。在孩提时代，的确是这样的，因为我们的生命几乎全部仰赖他人。在理想的情况下，父母的爱应逐渐内化到我们内心深处，让我们感觉到与爱的内在契合。但我们的真实面目愈没有为人所爱，我们愈不能安顿自心，这使我们总是从他人处寻求心灵契合——殊不知最浑然天成的适从感和喜悦感，其实根植于我们内心。

---

[1] 我绝对不是主张人类相对之爱是可有可无的，或者倡议应该不顾我们对它的需要。相反，在我的其他著作中，我主张人际关系的挑战为个人和灵性的成长提供重要的垫脚石。我也反对某些圈子很盛行的观念，说精神修持是不涉入二元的我与你（I and You）关系的。参看约翰·威尔伍德：《复视：人类经验中的二元性与非二元性》（*Double Vision：Duality and Nonduality in Human Experience*），该文载《圣镜》（*The Sacred Mirror*），约翰·普兰德加斯特（John Prendergast），彼得·芬纳（Peter Fenner），希拉·科瑞斯特（Sheila Krystal）编，明尼苏达州，圣保罗：佳作书屋，2003。试图用灵性和精神修持来回避处理情绪未完成的工作——显然是爱的创伤，通常是一场灾难，特别在西方，常常引起心理不平衡和毁灭性行为，我称这种解离和否定为“灵性绕道”（spiritual bypassing）。

我们往往用两个极端来处理与爱失联：情绪否定——试图以俗世成就和灵性超越来漠视我们的创伤（常见的男性选择），或情绪固着——不断依赖人际关系为快乐的来源（常见的女性选择）。本书建议两者之间的中道——欣赏人我之爱的相对意义，同时知道它永远无法达到绝对的自在和满足。健康的人际关系无疑对人类快乐有所贡献，但这快乐是从契入心中最真实境界而来——人我之爱可帮助我们契入。——原注一旦孩子发展成另一个独立的个体，早期母子合一的喜悦便消退了，我们不再是外层空间掉下来的惊喜小生命，相反的，对父母而言，我们变成“他们的孩子”，他们期望和恐惧的对象。他们的接纳和支持与否，要看我们是否合乎他们的期望。这就在不知不觉中动摇了我们的信任：于己，我们不相信真实面目可被接纳；于人，我们不相信他人了解、珍视真实的自己；于爱，我们不相信爱是始终不渝的。

即使父母在内心最深处无条件地爱我们，由于他们身为人类的局限，也不可能每时每刻向我们表现出爱。这不是他们的错，也不是说他们是不称职的父母或坏人，他们像每个人一样，也有他们的恐惧、忧心、耿耿于怀、重担，还有爱的创伤；像所有人一样，他们是盛载完美之爱的不完美之器。

孩子进入这个世界，自然希望世界以无条件之肯定来迎接他，并在这种环境中长大，这完全可以理解。但即使父母可提供这种肯定到某一程度，却不能持久。这也容易理解，因为每个人都难以开放并肯定自己和生命，能维持无条件之肯定是人类高层次的能力，只有经由不移的信愿和精神修持方能达到。我们的父母无法完全开放，自然不能传达无条件之爱给我们。

但当儿童发现爱有条件、不可靠、有操纵性，会在心中形成恐惧的结，因为他们只能得出“我没有真正被爱”的结论，这造成恐慌或“惊吓”(freak-out)，使身心僵固。这种爱的心理创伤，以心理分析的语言来说就是“自恋性的创伤”(narcissistic injury)，因为它伤害我们的自我感觉，使我们不再觉得自己好，我们会怀疑我们是否值得爱，进而影响我们整个自我定位。埃米莉·狄更生（Emily Dickinson）在诗中形容这种普遍的创伤：“伤痛如此剧厉，把一切都吞噬了。”

一旦伤口痛成这样，儿童当然想把它推出意识之外，最后形成一个心灵的疙瘩，也就是我们的怨气。它对他人的怨气有防御作用，可以使我们麻木不仁，不会感受到没有被爱的痛苦。我们带着隔绝、失联的自我长大，自我的核心是巨大的伤口、惊吓和封闭。所有这些都被怨气覆盖,变成我们防卫军械库中的一件武器。

伤口不能愈合，是因为不知道真实的自己本来就很可爱而且值得爱，却以为别人掌握着关键。我们常常在人类的相对之爱中期望绝对，期待相对之爱源源不绝地流出和谐以及无条件的接纳和了解。情况若非如此，我们就耿耿于怀，觉得谁错了——我们错的话，就是我们不够好，别人错的话，就是不够爱我们。其实我们父母（或其他人）的不完美之爱，无关乎爱值不值得信任、我们值不值得爱，这跟我们的真实面目一点关系也没有，这只是凡夫俗子的局限，如此而已。别人不可能超越他们的性格局限来爱我们。

找寻爱的来源

幸运的是，我们的人际风暴毁灭不了，也撼动不了稳固的大爱境界——绝对之爱，它一直存在于生命基调中。即使天空乌云密布，太阳也始终照耀。

当然，通常看起来可不是这样的，光热的境界常被痛苦、误解、背叛、如噩梦初醒的乌云所遮掩，虽然太阳比任何一朵云都有力多了，这厚厚的一层云仍会暂时阻绝暖洋洋的阳光。相对真实是指当自我与其本质基础——开放与爱的境界——失联时，事物所显现出来的样子；更广阔的绝对真实，则如同太阳，从不亏蚀、从不闪动，阳光之所以看起来闪动，只因有云朵横飘过去。

我们需要更仔细地察看，当我们感到被爱时，身体究竟有什么变化。在我这里做治疗的一位中年女子，强烈希望赢得别人的认可和钦慕——以至因为拼命证明自己，又担心别人不尊重她，而把自己累病。有一天我问安娜，当她设法赢得了别人的认可和赞美时，身体实际发生了什么变化。

“感觉很棒。”安娜说。

“再体会看看身体究竟是什么感觉？”

“我很放松，觉得自己更重要一些。”她一边说着，一边在头后方举起手肘并伸展开来。

“身体哪一部分最放松、最舒展？”

“就在这里。”她放低手臂，用一只手将她胸前中央圈起来。

“你的心里。”

“是的。”

“所以有人欣赏你，你就感觉到你的心。”

“是的。”安娜说着，且开怀地微笑了。

“你的心打开了。”

“是的。”

“那么花一分钟想一想，你拼命赢取别人的认可，最后做到了，此时你感到心胸开放、舒展。你一心想获取外在的目标，但其实是内在的经验使你感觉这么好，这样看来，你想要的其实是感觉到你的心。”

由于在我们历次咨谈中，安娜已有几次强烈感受到自己内心存在的经验，她马上就明白了我跟她说的话。

“我以前从没有看到这一点。”安娜停顿了一下，接着问，“我怎样可以抓住这感觉？”有了这新的体悟之后，她害怕很快会失去它，而再次掉入老模式——从别人身上证明自己值得爱。由于家庭未曾提供扶持的环境，让她放松、信任爱，安娜很早便学到，只有去取悦才能得到想要的东西，从此，早熟的自我强烈进取，排挤掉小女孩的单纯心灵。于是，她丢弃了自己的内心，开始活在忙这忙那、胡思乱想的状态中。而一旦她感觉到内心，就会习惯性地想从理性的角度来弄清楚该如何抓住它。

我鼓励安娜在心里琢磨这个体悟：她最想要的其实是内心的温暖和开放，至于赢得别人的认可，只不过是为达目的之手段。自从她认识到她只是在追寻自己的心，便由向外攫取爱转为向内找寻爱。

同样的，你也可以花一点时间，注意一下被爱如何让你和内在丰富有力的境地契合。当有人向你示爱，并不是那人拿什么东西给你，其实是你打开了内在的一扇窗，让爱进来触到你。他人的开放性会鼓励你打开心窗，爱就此滋生，这完全是你自己内心的经验，它触动了你的心——这广阔的温暖从内在把你照亮。一旦有了这种感觉，你自然和爱你的人生起共鸣，好似双方在一起分享共同的经验。

相对的，当你的心被忧虑重压、被恐惧笼罩或因冷漠而紧闭，即使情人充满深情，你大概也感觉不到他（她）的爱。只有你心畅通时，爱才触得着你。被爱(to be loved)就是成为爱(to be love)。音乐家麦顿(Miten)用一首歌形容在心中着陆的感觉："你给了我最好的礼物，化我心为我家。"

如果我们想象心中点亮的温暖不是我们本有的，而是由另一个人转移给我们的，人际关系的问题就来了，我们就会死命相信那个人是爱的供应者，其实我们感受到的温暖是我们心中的大爱阳光。

“出发寻爱的人，”D. H. 劳伦斯写道，“只会发现他们自己缺乏爱。”你可以简单体会一下劳伦斯的话，在心中想一个你希望多爱你一些的人，注意想要的时候有什么感觉。如果你仔细观察，会发现仰赖他人施与爱，身体会出现一种紧张和壅塞，胸部最为明显，心感觉收缩，结果你感到自己缺乏爱。

没有人可以让你契入大爱，得到心灵的究竟安顿。我们只有打开心窗，沐浴在最深层温暖和开放的天性中，才能找到契合。当你期望别人施与爱，你就只会想控制、操纵，要他们始终不渝，以安顿自己的心。我们想从别人身上找，就无法栖息在自己的大地上，我们就会变成外表看起来独立，内在其实进退失据。

只要我们幻想他人是爱的来源，就注定要在伤害、遗弃、背叛的沙漠中走失，在那里，人际关系看起来是无望的悲剧和缺陷。其实这些试炼中藏了一个礼物：由于我们的痛苦操控在别人手中，迫使我们更深刻地追寻爱的来源。如果其他人是绝对之爱的完美来源，我们便很容易依赖他人成瘾，将他人当作我们的终极满足；而完全依靠他人，我们就不会想去找寻心底完美的大爱。我们的意识变成孩子，要补偿童年没得到的东西。

只要我们视线盯着父母没能给我们的，朋友的从不及时出现，情人的总不了解，我们便永远无法自内在生根，疗愈心的创伤。我们若想超越儿时的依赖，需要将我们的主根深插入大爱的源泉，唯有如此，我们才能确定我们被无条件地爱着。

我一再强调勿从别人身上寻找完美之爱，这并不是说要拒绝人际关系或藐视其重要性，相反的，你若扎根于爱的源头，会让你以更有力的方式和他人接轨——“昂然挺立”并自信地植根自己的大地，而非倚仗，老是想从外面得到什么。你愈不去要求人际关系必须圆满，你愈能欣赏它们美丽的织锦，绝对和相对、完美和不完美、无限和有限，令人难以置信地交织在一起，你可以不再忙着对付一波未平一波又起的相对之爱，反而学着乘风破浪，也更能欣赏对他人开放心灵、打造真正亲密关系中那些简单平凡的英雄气质。

我也不是说人际关系不可能体现绝对、无条件的爱，因为这种无私的关怀是最伟大神圣的人类潜力。然而亲密爱侣之间流动畅通的爱充其量也只是时断时续的，因为它常不可避免地让我们觉知到支离破碎、负伤的情境。这样一来，我们就被相对之爱的巨浪卷得团团转，虽然我们曾在纯然开放中瞥见淳朴清新的绝对之爱，但要找回来却是有些难度。

也许只有证悟的圣者和佛陀才能成为绝对之爱畅流无碍的盛载之器。灵性觉醒是对生命带来的一切都完全无条件开放，让心成为完全畅通的通道。开悟的圣者能够不断付出，并不在乎世界不回报他。法国灵修老师阿诺·德雅尔丹（Arnaud Desjardins）从摄制东方伟大精神导师的纪录片走上求道之旅，大半生都在找寻可以让他解脱的绝对之爱。最后他找到了，却在最意想不到的地方：那不是他起初寻访的地方——年轻女子的怀里，而是一位老者的足下——他陪坐一旁的圣者。

爱我们的人性

虽然也许只有圣者和佛陀才能完全体现绝对之爱，然而处理人类相对之爱挑战的每一刻，都为我们的生命带来成圣的可能性。你是天地之子——无量开放性和有量局限性的组合，这意味你既是奇妙又是麻烦。你有缺陷、你卡在过去的行为模式中动弹不得、你过于自我，的确，从各方面来看你都不太可能完美，但无论如何，你仍然有无可言说的美，因为你核心的真实面目由爱形塑而成，它是开放、温暖、畅通、透明境界的强力组合。无限的爱一直有办法经由你的有限形式发出光芒。

乔治·奥威尔曾写过，为人的基本课题并不是追寻完美，而是“准备最终被生命击败、支解，这是将一人之爱系于另一人身上无法避免的代价”。他所说的这个“另一人”和我们一样不可能完美。[1]奥威尔当然是在形容相对之爱辛辣、强烈、苦甜参半的特质。人际关系看起来完全不可能完美，因为从未符合过我们的理想和期望，它们一再迫使我们去面对心碎和溃败。直到剩下唯一的选择，即让自己支解，我们才会如实面对生命，更开放、更能爱。

若要给绝对之爱赋与人的形式[2]，必须学着像天空以温柔的广阔和平等拥抱着云那样，拥抱我们自己和他人的不完美。

---

[1] 见乔治·奥威尔（George Orwell）：《对圣雄甘地的思考》（*Reflections on Ghandhi*），该文载《猎象》（ *Shooting an Elephant*），纽约：Harcourt 出版社，1984。——原注

[2] 伯纳德·菲利普（Bernard Phillips）为 20 世纪 60 年代早期参与东西方对话的人士，他写道：“每一个我们寻求契合的人都是公案（koan），也就是不可能。”公案是禅宗学生在灵性发展道途中待解的谜团，但这谜题不能以概念心去解，唯一真实的答案就藏在比日常思考更阔大的直观认知当中。但禅宗学生很难不去思考答案，他（她）一次又一次把概念性的答案带到禅师跟前，禅师板着脸打消他（她）的计谋，最后学生太气馁，终于放弃，结果心中居然生起更清净的念头，远远超过他（她）自己的境界。

所以当伯纳德·菲利普说每一个人都是不可能，如同公案，他说的是从内心深不可测之处生起的真实之爱，也就是我们可以放下、顺乎自然、心不来干扰之所在。他又说：与人相处并没有特别配方，契合没有技巧，我不可能与人相处，你们每一个人也都一样。我们的所有朋友也不可能与人相处，家人也不可能与人相处，那我们怎能跟他们相处？我们可以试着运用心理学，绕行他们所放置的障碍，这可能对付一时的麻烦，却不可能打造人我关系。如此，虽然我们善用技巧去争取全世界的认可，但也失去了我们的灵魂，亦即失去了我们与现实的联系。——原注

天空可以这样，因为它的包容性比云广大多了，云一点也威胁不了它。这样拥抱着我们的不完美，我们就可以看到不完美标示着努力的过程，而没有阻挡爱或幸福。然后我们可以说："是的，每一个人都有相对的弱点，它们造成痛苦，但每个人也有绝对之美，远远超乎这些局限。让我们用柔软和仁慈的温暖紧拥弱点，融化一切冻僵、可怖之处。"

丹麦哲学家克尔凯郭尔在著作《爱在流行》（*Works of Love*）中指出，真爱并不是不顾他人的缺点而拥抱他们，好像你漠视这些缺点；真爱是发现"爱一个人，并不是不顾他的弱点、错误、不完美……而是要连他的弱点、错误、不完美……一起爱，正因为你所爱的人有这些弱点，你更不能回避他或疏远他，相反的，你们两人应相互扶持，休戚与共，加强内省，以克服这些弱点"[1]。

爱自己也一样，当你知道你内在的绝对之美不可能为你的缺陷所玷污，你这个如美女的部分就可以开始照顾有时貌似野兽的部分了，接触美女会软化野兽执拗的防卫。

然后你开始发觉野兽和美女手牵手了，事实上野兽不过是

---

[1] 见索伦·克尔凯郭尔（Søren Kierkegaard）：《爱的事工》（*Works of Love*），普林斯顿：普林斯顿大学出版社，1995。——原注

负伤的美女，它是没被认出、失去自信的美女，不相信自己被爱、值得爱，所以引发出最兽性的情绪反应——愤怒、傲慢、憎恨、嫉妒、卑鄙、沮丧、不安全感、贪于依附、畏惧于失落和遗弃。

野兽选择的是一种十分局限的力量——在自我防卫中说“不”并把自己关闭，它切断了另外一个更伟大的力量——说“好”的肯定力量。就像舞者随着音乐的律动而柔顺、弯曲、流动，表现其优雅，我们的美女也在表现她自己——对现实完全敞开心灵，并驾驭生命的推移变幻的浪头。负伤的野兽只是关闭了神奇的心量，使圣洁和流畅无所从出。

要将野兽的重荷卸下，第一步是承认心中有坚硬的块垒，凝视这个部位，我们会找到一处负伤、自限一隅的地方，此处正是无爱感所居之处。如果我们能够温柔地造访这个角落，不假判断或拒绝（第三、四章会具体示范如何操作），我们将会发掘出深藏于我们人性核心的温柔之处。

我们的美女和野兽从同一个温柔之处生起，当我们与之强硬对抗时，野兽便生出来了；而当我们接受它时，我们就可以辨认出藏在野兽腹中的失散好久的美女的轮廓。如果我们可以将温暖和开放照射到黑暗和柔弱、不知道我们值得爱的所在，我们就开始铺设美女和负伤的野兽的姻缘之路。

这就是我们最渴望的爱——拥抱人性，欣赏自己是美丽明亮的生命。它是脆弱的、易逝的，不断呼喊着要从蛹蜕变为蝶，呼喊着从种子发展出新生。我们作为凡夫俗子不断遭遇相对的失望、痛苦、损失，因此无可避免脆弱感。而一旦人心成为开放的管道，大爱得以流向世界，心就无坚不摧了。做一个完整真实的人，意味着稳稳站在两个次元，礼赞我们的既脆弱又坚强。

我们站在肯定和拒绝、无限之爱和有限之人交会的交叉路口，发现了人类心底的呼唤：一点一点露出了我们心中的太阳，可以拥抱整个自我以及它所能照耀的整个天地。这种爱跟真实的力量没有一点分别，因为，就像伟大的苏菲诗人鲁米吟唱的：“一旦对美善完全臣服，我们就会无限仁慈。”[1]

练习

探索爱这个内在经验

这个练习帮助你探索你在爱情关系中最想要的经验，将你的注意焦点移到内在经验上，这会帮助你将力量所在的位置由“外面那里”搬到“里面这里”来，如此你才不会完全依靠外在的人我关系来找寻你内在最需要的东西。

---

[1] 出自鲁米（Rumi）的诗《零循环》（*Zero Circle*）。——原注

在这个练习中，你要一再提问并回答关键性问题。最好两个人一起做，如果没有伴，你也可以问你自己，接着停一会儿，观想一下再回答，以最先浮上心头的来作答，不要太费心思去想答案。

1. 两人面对面，其中一人问问题（列于后），另一个人向内心检视，然后以一两句话作答；之后问者再问，答者再答。这个过程持续五至十分钟。

这一重复提问的形式，旨在协助你更深入探讨目前的问题，每一次问题被提出，你可以更深入检视自己。这个练习依序提出两个问题：

你最向往怎样的爱？

那会带给你什么？

第一个问题让你碰触你最想要被爱的方式，让你充分说出自己真正想要的；第二个问题请你考虑有了那种爱之后，会给你内心带来什么。换句话说，在被爱的感觉之中，你最想要的内在经验是什么。举例来说，练习可以这样进行：

问：你最向往怎样的爱？

答：我想要觉得被知道、被了解。

问：那真正带给你的是什么？

答：会给我一种归属的感觉。

问：你最向往怎样的爱？

答：我想要知道有人爱我之为我。

问：那真正带给你的是什么？

答：我就可以放松，更信任爱。

2. 最后的五至十分钟，问者和答者交换角色。练习结束时，你们可以一起谈谈承认你最向往怎样的爱，那会带给你什么。如果你独自练习，花一点时间感觉一下认识这些事对你有什么影响。

感受爱就是成为爱

这个练习助你探索如何被爱打开心灵窗口，你可以感觉到爱是你内在的经验，而非某人交给你的某样东西。

1. 心中想人生中一个爱你的人——情人、配偶、朋友或家人，感觉一下此人对你的爱和关怀。

2. 注意你如何将这美好感受与此人联想在一起，你如何倾向将此人视为爱的原因或来源。

3. 现在不要再想此人，转而注意你感觉被爱时，身体有什么感觉，尤其注意心轮，胸部中央的区域。看你能否辨认出内心的温暖和饱满是一种自身体验，是从你内在生起的，是你自己的。

4. 认识了这一点，你感觉如何？

第二章　怨气

不快乐的人儿是谁？

找碴儿的那个。

——无名氏

人类关系中最具有毁灭性的元素，是替别人戴上“坏”或“错”的帽子，然后评断、拒绝、处罚他们，这种不幸的结果随处可见：婚姻、家庭、机构中的反目；国家间的战事；无法接受他人的相异性而产生的持续争斗。中东长期僵持的冲突具有这种特质，强烈敌意和报复冲动所产生的动力，节节升高到两败俱伤的地步。

自杀炸弹客表现出特别强烈的怨气，大部分人都很难理解为什么有人这么不珍重自己的生命，只因为别人伤害过他或他的同胞，粉身碎骨也在所不惜。然而当我们再仔细观察，就会发现每个人的内在也都在制造自杀炸弹客。

喂养我们的怨气——视我们的亲密伴侣为报复对象，或者怨恨人生或其他人对不起我们，这是一项自我毁灭的行动。因为我们想伤害、排拒所憎恨的人或事，无意间也伤害、排拒了自己。这并不难明白：只须注意你跟人作对时，整个身体如何紧缩。这样一来，你摧毁了自己的生命——即安宁、开放和温暖，这些都是你的生命之血。你用舍生趋死为代价，使他人看起来可恶，使自己心安理得，这跟自杀炸弹客没什么两样。

这是我跟夫妻咨谈时所观察到的最惊人现象：他们在“怪罪对方”上所花的精力远比“把事情做对”来得多。他们常投下许多怨言：“你对我说了这个，你对我说了那个。你伤害了我。”有些人和怨气融为一体，为了证明伴侣错他对，宁可叫感情关系和自身幸福告吹。

怨气之为害

丹和南希是处在这种景况下的个案。五年的婚姻中，南希由于没有感受到被爱而受到伤害，对丹累积了许多怨气。丹当然不算是最为敏感的情人和丈夫，但南希屡屡指责他该做却未做、不该做却做的一切，似乎在数落丹的罪过中得到乐趣。她好像在示威，不停地说：“看，你又来了。又一次证明你不爱我，如果你真的爱我，你会：更注意点……听得更仔细些……打电话给我……道歉……在公开场合多说我的好话……不要注意其他女人……要好言好语……”

对丹来说，南希所列的清单没完没了，他每次做事，只有增加“他不爱她”的新证据。南希会拿出清单来拍板定案，丹觉得翻案毫无希望，即使他“做对了”，也弥补不了他一堆的罪状，结果他没兴趣再试了。他当然不是没有问题，因为他注意不到别人的需要，但他很在乎南希，也想使她快乐，可是他从来不能让她满意，这种情况令他备感挫折，于是他把心一横，认定她就是很难相处。

这对夫妇第一次来我这里，像两个检察官，试图证明对方错得有多离谱。南希非常肯定她气愤有理，丹则坚信怎么做都不会讨南希喜欢。他们将大部分的理性能量都投入怨气的战役，因此没多少精力可以往新方向挪动。这种对峙在婚姻和长期的人际关系中十分常见。

有些人会说这种敌意的苦楚显示人类基本上是具侵略性的，或者在人类关系中，战争比爱更根深蒂固。但我持相反的看法，就像拳头握紧之前是一只张开的手，战争和侵略不是我们的本性，它们不过是我们在关闭了敞开的本性、自觉受伤或产生不安全感时——也就是与爱隔绝——而采取的行动。同样的，就像天空可以拥抱云，云却不能拥抱广大的天空，所以爱比恨广大，因为爱可以拥抱恨，但恨不能拥抱爱。爱可以无恨而存在[1]，但恨是因为有爱才存在，是与爱失联而产生的痛苦症状。

爱既是根本，为什么战争在人际关系和世界局势中如此普遍？解决之道在于解析怨气从何而来。怨气是爱和战争之间的关键：和平退化成战争，蜜月演变成离婚，都来自于陈年怨气的不断重复上演。

解析怨气

大部分人都没有觉察到内心弥漫着多少怨气，怨气又是如何严重地操控生命。我们若要扭转情势，让爱在生命中占有一席之地，就需要用觉知来观照怨气，需要辨识我们手上紧抓着多少怨气以及为什么会紧抓这些怨气，需要知道怨气怎样运作，有什么作用。如此我们才能将内在封闭的、黑暗的角落敞开，以解析怨气。这就开始扫除心窗上的尘垢，让爱清朗的光全然

[1] 神经心理学研究结果证实了不良的母子关系与不恰当的侵略行为之间的关联，从而也支持了这个论点。参看刘易斯，阿米尼，列农：《爱的常理》，第 208—209 页。——原注

照进来。

每一怨气都植根于没有好好被爱的陈旧伤口，以及对之束手无策的陈年挫折感，这种伤痛和挫折感一旦成形，就变成在我们的神经系统中潜伏的隐性病毒，准备在别人错待我们时大举进攻。伤害人际关系的情绪就是这样被引爆的。

与其下结论说人类基本上处于交战状态，不如转而了解为什么我们要死死抓住侵略性行为下的怨气，不肯松手。很清楚的是，心抓住过去的伤痛是一种求生机制，这样可以确保我们在万一松防时，伤痛不会不知不觉又爬上心头。抓住怨气的心是全时间工作的哨兵，专守望来自他人的威胁。简单地说，我们不想再受伤，像以前一样——好久好久以前的那一次。

大部分时间，哨兵都在安静巡守，我们甚至感觉不到他在值勤，但当有人惹恼、轻蔑、忽视或伤害我们，警铃就大作了。因为这警铃经由神经系统来运作，会引起饱涨的情绪高潮，于是我们就摆荡到侵略或自卫的策略——愤怒、责难、退缩、溃逃——来挡掉这威胁。

有一种怨气症状不那么戏剧化，却更常发生，那就是“不停批判他人”的倾向。你曾注意过一天中每小时心头掠过几个批判或责怪的念头吗？我们通常很难觉察到自己对他人有多少批判，除非放慢脚步更仔细观察自己的心念。我认识一位十八岁的年轻人，她首次参加止语闭关出来后，第一句话是 :“我从不知道自己这么会批判。”

为什么会有这么多的批判念头？因为站在批评的角度，把自己凌驾于他人之上，可以感觉比人优越。然而我们到底又为什么要感觉优越？莫非是因为我们内心深处觉得自己处于劣势，想要补偿？我批评别人，会感觉自己有理而且领先别人，因此可以挡掉别人对我的评断和排拒，同时也可以抵消别人加诸我的力量。所以我们再度看到创伤的运作 :评断、责怪别人，以免因感受到没被爱而引起痛苦和恐惧。

所以我们的批判念头像做怨气投资,不断自动收到“利息”。不幸的是，它们把我们从当下抽离，而当下是唯一有真爱和幸福的地方。心念若不断扫描环境中的威胁、侮辱、不喜欢的事，会让我们变得尖锐而紧张，不能开放心胸让爱进来。

可恶之人

若要从怨气的掌握中解脱出来，重要的是要知道生出怨气的关键是对“可恶之人”的固着。可恶之人是我们内心想象出来的不爱我们、对我们不好的人。我们提防来者不善，可恶之人的形象就发挥作用了。除非我们能把它端上意识层面，并且检视我们多么喜欢把别人当作潜在威胁，否则这种倾向就在无意识中进行，不断毒害人我关系。

让我们来看看可恶之人在心念中是怎么形成的。小时候我们一切依赖父母，接受母亲照顾，内心形成一个“好母亲”的形象；但没有一个母亲可以和孩子步调完全一致，因此我们同时也感受到一个会忽视、挫折、伤害我们的母亲。

儿童不能理解为什么父母前一分钟是“好”的——欢愉和幸福的来源，下一分钟又变成“坏”的——痛苦和挫折的来源。只有心理相当成熟的人，才能对他人维持一个平衡形象，将令人愉悦和令人痛苦的品质都包括在内。如果儿童有这种成熟度，他们就能对自己说：“现在我被忽视，但我了解妈妈正在伤脑筋，她负担重、压力大、生活艰难，养育小孩会把她没解决的冲突和需要都引发出来，所以她现在不能对我好。这并不代表她不好或者我不好。”当然啦，如果儿童能够做这种思考，心理治疗师就不必存在了！

因为儿童完全依赖父母，他们需要视父母是“好”的，若看父母是“坏”的，就会动摇他的安全感，所以儿童通常在觉知里抹掉这令人挫折、伤人的母亲，这个形象便堕入无意识的阴影中（所以童话创造出恶巫婆、坏继母，在男性方面则创造出坏心的巨人和食人魔〔ogre〕）。这是儿童用以保护他们和好母亲——喂养他们、照顾他们的人——的联系，并维持内心平衡的方法。

任何经验一旦堕入无意识，就展开了自己的生命，犹如地下室的霉菌在黑暗中无声无息地扩散。因此，常常打击或冷落孩子的父母，会使孩子产生压抑感，这种感觉最终会概念化为可恶之人——一个不爱你真实面目的人，威胁、伤害你或背叛你的人，万万不能信任。这样一来，可恶之人就在心念的阴影中占了永久席位。

这就说明了何以亲密关系中常突然出现最骚动、最混乱的经验：两个情人起初沉醉于甜蜜爱恋，才没讲上几句话，就可以翻脸。洋溢新鲜爱意的蜜月光芒怎么消融得这么快，转眼就成了毒辣讽刺和反唇相讥？两个人曾宣称比世界上任何人都爱对方，怎么会施以暴力或恐吓，反目得那么突然，好像他们是不共戴天的敌人？瞬间的反目成仇让许多恋人百思不得其解：对方究竟是冷酷、暴怒，还是双重人格（Jekyll-Hyde）[1] 的怪物？最不可解的是，这些暴怒往往只是由诸如迟到十分钟这类芝麻绿豆小事引起的。

---

[1] 双重人格最早出现在罗伯特·路易斯·史蒂文森（Robert Louis Stevenson）的小说《化身博士》（*Jekyll and Hyde*）中。小说中的杰基尔（Jekyll）博士研发出一种药水，可以将平时被压抑在虚伪象相下的心性毫无保留地展露出来，他还偷偷亲身实验、做记录。坏的杰基尔给自己改名为海德（Hyde）。后来“Jekyll and Hyde”一词成为“双重人格”的代称。——译注

当可恶之人的形象和痛苦的联想突然浮上心头，投射在所爱的人身上，愤怒和责难就爆发了。好像我们内心有一个全时工作的安全警卫，他把通缉要犯的照片挂在墙上，不断扫描环境中有没有这恶客的迹象，伴侣的言行或对待我们的方式只要有一点符合这个人的特征，就触动我们深处的警戒，使我们为了保卫自己珍视的价值而不惜一战。

突然之间，我们关心的人变成伤害过、排拒过我们的人："我早就知道不该信任你。你跟其他人一样。我会证明你这样对我，接下来就有你好看的了。"更糟的是，我们采取责怪和侵略为报复手段，也会触动伴侣的警铃，致使他（她）以防御和侵略回应，结果可恶之人的故事看起来更合理了，冲突由此加剧。

譬如一个女人一天下来又忙又累，晚上爱人很亲密地凑近她，但她没有照他希望的作出响应，于是爱人就视她为与自己生命中所有没有反应的人一样——从他母亲算起，太沉迷于自己的世界，对他没半点兴趣。于是他突然冷了下来，说了些难听的话。他身不由己地产生这样的情绪，意识不到自己眼中根本没有伴侣，而是由于陈年老伤，将可恶之人的形象投射到她身上。事实上，她也许很看重他，也重视他们的亲密关系，但他现在看不见，因为他让过去可恶之人的影像占据了觉知的银幕。

一不留神，过去对可恶之人的怨气就一股脑蹦到生命里来。马路暴力是另一个常见的例子。为什么一个大好人在方向盘后面突然变成怪兽？当没有面孔的驾驶人切到你前方，便代表所有不关爱你的人，你按喇叭、吼脏话，让这个人知道你不要再忍受下去了。

我认识一位心理治疗师，他说过一个笑话：有一个人开车上班，驶入一个停车位，而迎面来的另一位驾车人也盯上了那位子，于是他猛按喇叭，头还伸出窗外，打出不文雅的手势，结果赫然发现他吼的人正是他的心理治疗师。不消说，下午他们想必有一场有趣的咨谈。

现代战争就如同马路暴力，是觉得别人对我不好而发泄陈年怨气的工具。尤其是科技作战，人对人的接触很少，更可以将可恶之人的形象投射到没有脸孔的敌人身上，将敌人妖魔化。由于一般大众普遍郁积的怨气心态，战争得到广泛支持。人们在那些战争说辞背后的潜台词是："我不觉得自己重要。我不觉得自己得到适当的认识、尊崇、敬重。我没得到我应当得到的。我真生气，我要告诉那浑球，把我玩弄于股掌之上，会叫他好看。"两个国家交战之际，一个民族可能用炸弹、飞弹来弥补深层的无力感、无助感、挫折感，如果一路上溯，这其实植根于内心的创伤。

在人我关系上，潜意识中可恶之人的形象让人过分放大伴侣之不能齐心同调，并对此反应过度，同时缩小和忽视对方确实爱他们、照顾他们的事实。不满的一方往往会抱怨，受恫吓的一方往往会以撤退来避开强力攻势，丹和南希就是这种情形。

多年来南希抱怨丹不爱她，而丹为此防卫自己。后来丹从我们的咨谈中学到要多陪她、多注意她。我已经无数次目睹这种情况，退缩的一方终于走上前去面对抱怨的一方，这是美丽新时刻，我深受感动，甚至想："哇！太好了！他（她）终于甘冒危险走上前了。"但令我失望的是，抱怨的一方简直没瞧见！

有一次丹对南希柔情有加，但她坚持牢牢抓住怨气："我不相信！你不过是做个样子，我就不信你出了办公室大门还能对我这样。"她的顾虑可以理解，但她这样讲也等于拒绝丹接近自己，以使她的抱怨有理。

这是怨气心态可悲的地方：它关闭了爱进入我们的通道，阻断了爱疗愈和再生的力量。我们许多人多少都和南希有一样的问题："我没有感觉被爱"终于硬化成"我不信任爱，不能让爱进来"。对爱敞开心胸太具威胁感了，我们心里觉得不踏实，于是将自己密封在盒子里。而最后一步是用责怪、非难来掩护情绪的脆弱："你没真的爱我……你不知道怎么爱……"

于是怨气弄巧成拙，不但自己对爱关闭，还赶走别人——我们抱怨的对象。南希视丹为可恶之人，觉得他不能全心为她好，引发他产生内心的惊吓：他不值得爱，他不可爱。这带来羞耻和自责，使他更难以对她开放心胸。他在退缩的态势下，难以付出什么，结果他付出愈少，南希愈觉得抱怨有理。同时，丹也将可恶之人投射在南希身上——她就是难搞的人，很难感化。这就是怨气何以一律变成自行实现的预言（self-fulfilling prophecies）的缘由。

美国精神病学家维米克·沃尔坎（Vamik Volkan）研究这种心态何以在几个特定的种族和国家当中运作，发现那里的人们从历史错误和压制出发，视自己为受害者。沃尔坎用“选择性创伤”（chosen trauma）来形容这种现象，某个族群从选择性创伤的镜片后头看世界，不断巡望来自其他种族的危险和威胁，这使他们产生防卫和侵略行为，由此触发另一种族的恐惧、憎恶以及敌意反应，于是该族群更加肯定当初的看法：世界的确不友善。

同样的，我们都在圈护我们的选择性创伤——就是没能得到足够爱的创伤。我们编造关于对我们不好、剥削我们的可恶之人的故事，从而产生惧怕、怀疑、憎恨、不信任和侵略性，最终不可避免地推走别人，动摇人我关系，于是再次确定我们原来相信没被爱或不值得爱是真的。于是我们不断加入新证据，一遍一遍在心中重演来自儿时的原始的爱的创伤，告诉自己这个世界真的是没有爱的地方。

怨气横冲直撞

怨气中最不为人知的秘密，就是它可以发展出自己的生存模式，毒害一切，使我们跟生命的喜悦和美丽一刀两断。一开始出现的只是伤痛的感觉，却终于转变为对世界的恨意。

我得以从母亲身上近距离观察怨气如何概念化成整套生活方式。虽然她有宽阔的心，也仁慈慷慨，但她有一段艰辛的童年；及长，她开始住在怨气里，以之为生活方式；在她下半生，一直有事可以大声抱怨，无论政客、天气、食物、亲戚、医生还是所住的公寓，一不留神，她就开始对这些大大小小的事发表长篇大论，在这种时候，没办法跟她讲理，我想提供一些较为中立、不负面的观点，却都被她当耳边风。

在她晚年，由居家健康助理来照顾她，其中不少是移民，她便抱怨美国怎么有这么多移民。但助理来家里帮忙，她实际上又很和善、很贴心，对其中一位牙买加妇女尤为喜欢和感激。我注意到，和个人接触时，她的心十分直接、纯净，而其他时候她在长篇大论里却可以痛骂同一批人。怨气交织在她的个性和精神里，已经发展成一个独立的生命个体，与她的觉知、行为各行其是。

经由观察母亲以及我从她那儿遗传来的性格倾向，我看到怨气如何发展出自己的生存模式。抱怨指向谁无关紧要，目标可以随情况转移，变成“移动怨气”。母亲抱怨移民的之前几年，抱怨的是同性恋，这之前，是靠社会福利救济金过活的人，再之前，是留长发的男人。怨气概念化后，终于演变成看什么事都不顺眼、万事无公义，令我们自绝于真实人生。

加深怨气

怨气既然勒索这么重的通行税，我们为什么不能不抱怨？怨气为什么那么难放下？我还想进一步探究，就把问题带到班上，学生前一周才探讨完生活压力，得出它们乃是从主要创伤所产生的积怨而来的结论。

“现在我们已经看见怨气带来痛苦和毁灭，”我说，“我希望你们来看看别的，看看你们是不是愿意放下怨气。请务必诚实，谁愿意先来做？”一片沉默，没一个人举手！我说：“很好，谢谢你们这么诚实。在我们放得下怨气以前，我们必须先认识我们有多执著于怨气，我们需要理解我们对怨气是如何的投入，想想我们为什么把它抓得那么紧。”

然后我请他们两个人一组，互相探索把怨气抓得紧紧的有什么好处，换句话说，它能达到什么目的，提供什么利益，保有它又可以得到什么。以下是一些他们想出来的答案。

“抓住怨气给我一种权力，保护我不会感觉任人宰割，我是为站稳立场，防止自己又一次受伤、失望、遭拒，我用怨气防范伤害的重演。”

“抓住恨意，让我觉得我对、我有理，好像我在打自己私人的圣战。放弃怨气的话，是白白放走伤害我的人，让他们在我周围自由来去。”

“怨气可以支撑一种‘我’的熟悉感觉——在这个心态中，我容易认识自己，它给我一种身份认同。其实怨气的感觉并不好，但我宁可和这个熟悉的焦虑一起，也不要放下怨气，踏入未知的焦虑。放下怨气会动摇我整个身份认同。”

“这是自怨自艾的‘可怜的我’，所以怨气成了争取同情的方式，这是呼救。”

“抓紧怨气是照顾自己，转移对伤口的注意以抚慰我自己。怨气在某种程度上是自我肯定。”

“这可以增加家庭的凝聚力，因为我们都对世界有相同的抱怨。我们家是移民，在欧洲时好几代受过不公待遇，刚来美国时也是。吐出怨气，可以一起舔伤口，同为受害者，就更像一家人。”

“它提供一种组织原则——剥削、压抑、俱有对俱无（haves versus have-nots）、爱拼才会赢汇集成一个故事，给我一个世界观，一种我为何而战的感觉，在混乱之中给我一种秩序和目标。”

“我的怨气和父亲抛弃我们这件事是分不开的，他在我很小的时候离开我们。真够奇怪的，抓住对他的怨气，好像跟他在情感上还有联系。我可以看到我的怒气和恨意其实是为了抓住他。”

“责怪别人，可以不必为自己的问题负责。”

怪不得放下怨气并宽恕别人那么难，这些陈述显示怨气在心性中有强大的作用力。如果有怨气在手，我们不会觉得脆弱无助，我们可以避免重蹈以前被伤害的情境。在怨气中强硬起来，让我们理直气壮：“我要证明给你看，你最好别惹我，对我最好小心一点。”于是我们当下就有了立足之地。

更有甚者，抓住怨气不仅可以使别人显得不好或错误，而且可以使自己显得更好。这就是我母亲沉迷于抱怨那些她实际颇为喜爱的人的原因。她抱怨可恶之人，显出自己有理、提升自我感觉，她批判别人的错处，更可以得到一些权力，来补偿内在的渺小和无助，于是她在这茫然不知所措的世界里，赋予自己一丝重要性。

这些都说明了为什么我们即使有人爱也很难接受爱，因为要让爱进入，我们需要先融化——溶解我们硬化的防御，叫我们的守卫缴械。接收爱比付出爱更具威胁，因为接收需要敞开心胸，这让人感觉毫不设防。所以即使我们疾呼需要爱，如同南希对丹那样，可是爱来临的时候，我们却常常破坏两人的关系，在恐惧中关闭或挑起冲突来使我们的怨气有理，然后才又感觉稳当了。我们关闭是为了保护自己不受可恶之人的伤害，岂不理应如此！

难怪国家要立即讨回公道，通过以眼还眼、迈向战争，来解决争端。如果我们个人不能放下私人怨气，我们就在内心培养着同样的暴力种子，又怎能责备我们的领袖举战？我们沉迷于怨气的程度，让我们每个人都和弥漫在这个世界上的无可解决的纷争脱不了关系。

耶稣“转另一边脸颊”[1]的训谕之所以重要，是因为它直接击中怨气心态，这是防卫性自我的核心部分，是我们建立认

[1] 见《新约·马太福音》第五章第三十九节：“有人打你的右脸，连左脸也转过来由他打”。——译注

同感和安全感的地方。

当我在工作坊提出怨气的想法，人们常问："对应该生的怨气，比如谴责社会不公义、压迫或虐待，你怎么说？"我们当然需要注意真正的错事和不公义，并采取行动，然而，如果从怨气心态出发，坚持我们的高洁，非难亏待我们的人，我们便很难建设性地响应这些问题，走向真正的和平和公正。

我的学生探索完他们个人的怨气后，我要求他们承认自己不想放下这怨气，然后看自己有什么感受。有些人严厉批评自己，但他们可以看得出来，这不过是另一种怨气——冲着自己的怨气；多数人则感觉松了口气——因为看见了真理。一位女士说："这让我觉得希望无穷。看到自己对怨气如此投入，让我知道我需要如何具体改进，而若想在此生中得到真正的自由和爱，这些改进十分重要！一旦懂得了这个，生命就开启了全新的可能。"

练习

认识你的怨气

这个练习助你探索你对别人的怨气并了解你从中得到什么。你可以和另一个人共同练习或独自练习重复提问的部分。

1. 回想你在序言的练习中已说清楚的怨气。

2. 承认你一对别人生怨气，感觉就很好，看你能否认识并承认：别人错了，你就得到满足感。

3. 别人错了，你内心有什么感觉？如果你可以向这个人证明他错或让他接受他错这回事，你得到什么？

4. 下一步牵涉到重复的提问：抱着怨气不放，有什么好处？(一个人问这个问题，另一个人向内心检视，然后以一两句话答之。之后问者再问，答者再答，没有其他对话。这个过程持续五至十分钟，之后问者和答者互换角色。)

5. 在你每一次回答问题，探索并形容紧抱怨气的好处时，注意千万不要批判自己，仅让自己在客观、好奇的心态下看到呈现出来的真相。

可恶之人

这个练习助你看到内心投射出的可恶之人，以及这投射的形象如何在人我关系中运作。

1. 心中想一想最近一次和你伴侣或其他人冲突的时候，你觉得被亏待、误解、伤害的感觉。

2. 承认被亏待是什么感觉，尤其是随之而来的愤怒或挫折感。

3. 感觉愤怒或挫折的时候，对方看起来像什么？有什么可恶之人的形象浮现出来？（举例来说，你可能视对方为冷漠、敌意、侵略、拒绝、遗弃或控制。)

4. 现在问你自己：这可恶之人的形象你是如何熟悉，甚至熟悉了一辈子？它让你忆起童年的什么往事？

认识到这可恶之人的形象由过去而来，看看你能否将这形象从你现在面对的这个人身上拿走。此人与可恶之人的形象分家之后，你再看他像什么？

第三章　放下怨气

我重生了，不再怕去爱。

——拉比耶（Rabia）

心是自己的良药，使自己的伤口愈合。

——伊纳亚特汗（Hazrat Inayat Khan）

我们怎样才能从怨气的心态中解脱出来？怨气只会让我们更惧怕并憎恨他人，使爱的创伤历久不衰。在印度和西藏密宗传承中，有一项有力的法教可以帮助我们：解药犹向毒中寻。如果说怨气是毒，法教告诉我们，疗愈就靠怨气本身。与其向外找事来责怪，毋宁反观自照，面对积怨深处。

怨气的核心，是失联带来的深刻痛苦和悲伤，由于我们从未全然而有意识地为这痛处悲伤过，这伤痛就在我们身心中逐渐凝结。如果无法感受到悲伤，就化为怨气。要萃取方药，疗愈怨气之毒，必须承认并允许这悲伤存在，而不是选择逃避。这意味着将失联的悲伤带出阴影，带入开放和温暖的光天白日之下。

将怨气融化为悲伤

当然，起初我们不会知道痛处是可以承担的，没有人为我们示范如何以强壮、尊严、有益的方式承担痛苦，所以遇事的自动反应就是否定我们的悲伤，披上一种冷静的外表来遮掩它，但在外表之下，藏着一个简单的真相——即我们和这个星球上数以亿计的人所共有的那个治不好、一碰就痛的旧伤：我们不知道我们天生就被爱着，也值得爱；不知道现实是非常仁慈的；不知道大爱是我们整个生命的基调。

排拒痛处，是放弃自己，在伤口上再刺上一刀。要治愈心的创伤，唯一的方法就是解放储存在体内的失联感觉，让它完全被消化、被超越。我们最初经验到的失联，来自与父母之间的关系，然后是背弃我们的朋友，对我们失去兴趣的爱人，关闭自己或离开我们的先生或妻子。但其实更深层的失联，是当我们一脚踹开伤痛、困惑、绝望时所经验的那种与自己失联的感觉，这造成内心的分裂和失谐，让我们看不到自己内在本然的美和可爱，也无法纯净地契入自己。

我并不是说你要为过去的失联去走一趟悲伤的净化过程，虽然这对有些人有用。其实，最重要的是要承认真相——你和爱分离并因此感到痛苦，然后在无爱之所向你自己打开心灵。学习在你自己慈悲的怀抱中拥起你的伤处，这将帮助你用崭新的方式与自己同在，穿透内心四周厚厚的、防御性的壳。如此，解药方得以生效。

在无爱之所，面对自己

如何拥抱痛苦以得疗愈？我们前面讨论过的扶持的两个层面在这里非常重要：一是去接触，一是给出空间并顺其自然。我以一个我的治疗对象为例，来简略说明一下。简的情况和感觉非常经典，过程也很典型，你一路跟着这个例子，有助你以相似的方式处理自己的创伤。

简有一名男友，这名男子不确定他要不要继续这段感情，他的二心持续了一年多。简很想维持这段关系，但汤姆的二心不时引起她“我不够好，所以没人爱、没人要”的老伤复发。在那个负伤的地方，她与自己失联，但她却把注意力集中在汤姆身上——他怎样对她，或者想尽办法说服他别走。

简在我们头几次见面中，抖出来的全是对汤姆的怨气以及童年不被家里了解、接纳的经验。我们之间建立了信任和了解的基础后，我要求简切换到她没有被爱的感觉并体会身体上出现的感受。刚开始，她仅能触到她的防御壳："我在关闭和自卫。"

当我要求她看看那底下是什么，她触到她害怕被遗弃的恐惧和绝望。我们在这上面谈了好一会儿，但她的注意力显然还放在汤姆以及他可能采取的行动上，而没有碰触到内在使她恐惧和绝望的东西。最后她说："我讨厌这样的感觉。"

"那感觉像什么？"我问。

"那么不被珍爱。"

"你身体上感觉到什么？"我要让她直接碰触没被爱的痛苦所引起的身体感觉，这种直接碰触就是我所谓的承认。这是"无条件的存在"——我用该术语表示接触并安住于经验的这个过程——的第一步，该过程共包括四个彼此密切相关的步骤——承认、允许存在、开放、进入。这些步骤是情绪体验逐步扩大过程中的不同时刻。

承认意指辨识有什么存在，知道那是什么，却不去评估它好不好或应该不应该。如实看见、碰触经验——这就是我所谓承认。在临床心理治疗工作中，我发现单纯的承认行为比任何自助策略或心理分析都有力得多。

"它在你里面是什么情况，我指不被爱的感觉？"我问。

"这里有点痛。"简说，碰着她的胸口。

“你能让呼吸碰到痛处吗？看看你可不可以就让这感觉待在那里，不去调整或改变它。”我要让她更进一步——允许这感觉存在，“看看你能不能软化它的周围，非常轻柔而宽广地拥起痛处，像天空拥着大地。”允许存在意指给感觉充足的空间，让它以本来的样子存在，同时仍与它不失联系。

我们经常无意识地压缩痛苦的感觉，想叫它别来烦我们，或者把它变小些，使它不那么严重。允许存在就是减压、清除塞满的东西：感觉的能量多大就是多大，既不认同它（“痛苦是我，它意味着我是怎样的人”），也不拒绝它（“痛苦不是我，它不该来的”）。一旦简能够给痛苦一席之地，她马上就解除了压力，因为她不用再跟它缠斗下去了。她能见到并碰触到爱的创伤，但仅视其为一种单纯的人类感觉，而不是大型悲情剧目。

简偶尔会走神，又对痛苦做起内心批判或编起故事来。遇到这种情况时，注意不要陷在内心的诠释和戏剧化情节中（“这个感觉太强烈了，比我还大，它会把我生吞活剥”），因为它们会干扰你直接看见自己的经验，尤以严苛的评断为然（“我没被爱，一定是我不够好”）。我协助简辨识出哪些是她自己编造的故事，然后让她把它们轻轻放在一边，回来注意当前身体上的感受。

接下来我请简看一看她能否向没人爱的痛苦敞开心灵。在这里，敞开意指将自心向痛苦开放，让自己全然经验身体里翻搅的感觉，而不去与之奋战。她花了一些时间对这种感觉开放，然后说："我觉得比较平静了，痛还在那儿，但我随它去。"她对痛苦打开内心，就可以和痛苦握手言和，不再那么感到威胁了。

过了一会儿，我请简再向前迈进一点，进入不被爱的感觉，完全栖息在那里。进入意指将觉知带入感觉的核心，然后和它和平相处，不再视它为与自己分离的事物。"你能否让觉知进入你的痛楚，好像移到它的中央？"

"它让我感觉很悲哀而且脆弱无助。"她说。

"很好……看看你能否和悲哀合而为一，别和它分离，看看你能否让它软化。"

她几分钟不说话，然后终于开口了："悲哀还在那里，但不那么沉重了。"不一会儿，她坐直身子望着我，"它在移动了，我还是觉得脆弱无助，但其中多了一些柔软和温暖。"她的脸庞完全放松了，身体也显得更自在了。

"你现在感觉怎么样？"

"很奇怪……居然有一点甜蜜的感觉。"她说，带着没把握的微笑。"有那种甜蜜的感觉，你还觉得和爱失联吗？"我问。简安静地想了一会儿，然后说："现在不会。"简不再专注于汤姆或他们的感情关系，她开始感受自己的心，这颗心带领她进入身体上的一种可爱的甜蜜感。在无爱之所，简面对自己，并且对自己的痛苦和脆弱打开心胸，就此点燃了内在的爱——甜蜜和温暖的微妙境界进入她黑暗的角落。

遮蔽简内心入口的是她对无爱之痛恐惧，以及叫汤姆留在身边的企图——她觉得这样就不会感到痛苦。她现在了解到，努力使汤姆爱她，只是把爱交到汤姆手上让他来给予爱，她却因此和爱失散，结果，只要汤姆掉头走开，她就感觉和自心切断联系。她心上最大的痛，其实是与自身清净之爱的失联。

所以你一旦感觉没人爱，不应从外在找药方，而应视其为和自心失联的迹象。失联就是毒。你向失联的痛苦打开心灵，就得以触到些许柔软和无助，这时你和你的心——天性向往契合也有能力去契合的心——就相距不远了，这让你回到自己——正是治疗失联的药。无爱的痛苦不只是痛苦，它是内心直接的呼唤："你与我失联了，请来找我——你的生命之血。"

当然，没人爱的感觉是我们最不想要的经验，因为它会让我们产生匮乏感：孤立、空虚、羞愧、无力。你也许奇怪，到底你为什么要感觉自己没人爱？但是一有这种感觉，你只有两种选择：不是避开它、否定它，就是直接面对它。

如果你逃避创伤，只会赋予它更大的力量来控制你。最后，你装着情绪的身体变成废弃的鬼屋，你愈逃避感觉没被爱的痛苦，它愈在暗处生脓溃烂，房子愈加鬼气森森；只要房子愈鬼气森森，就愈令你心生恐惧。这个恶性循环使你和自己失联，使你害怕自己。

但当你能在无爱之所面对自己，鬼屋便开了门窗，阳光和新鲜空气淌入，使房子逐渐适于居住。若你学着容忍痛苦和脆弱的感觉，便可以长出新的肌肉。你处理痛苦的能力增强了，那么原先看起来那么巨大、恐怖、几乎没顶的创伤，现在看起来可以忍受了。

在你觉得没有人见到你的所在面对你自己，新的、有力的境界便产生了，那么简单又那么根本：你开始栖息在你的内心，你重新栖息在你孤绝的心灵，让它又活回来。

体验愤怒和仇恨

允许悲伤栖息在怨气核心，我们便和内心的女性的柔和特质重新联系起来，它释放出解药软化铁石心肠般的怨气。但如果我们不想再加深怨气，还有另一个资源需要开采：男性的力量和强度。这力量因我们扎根于自己的真相——内在的深深的真相——而来，站在这真理中，我们不再视他人为威胁。

纵容怨气会导致某种硬化，它带着强有力的面具，实际上却让我们处在无能无助的受害者的位置上 ："他们亏待我。"在这种心态下，我们气人家怎么对我们，我们的力量就被锁在无能的暴怒和仇恨中。但也有一味强效药——生命的力量和毫不含糊的清晰——藏在侵略的毒里。若要从毒里抽取药，我们必须更清醒、更巧妙地处理内心的愤怒和憎恨。

我和简终于转到这个方向来，她经过几周努力处理她的悲伤之后，前来对我说 ："我注意到汤姆不听我时，我仍然觉得像一个受害者。"

"他不听你时，你内在实际是什么状况？"

"看他那样，我通常怒不可遏，这让我痛苦极了，但什么也解决不了，所以现在我就把自己闭锁起来，变得冷漠。"

简这样僵冷，就切断了和自己力量的联系，继续卡在受害者的位置动弹不得。我鼓励她让愤怒走上前来，如同我们一起处理悲伤时那样——承认它、给它空间存在、向它强烈的能量打开心怀。

和愤怒做朋友很见效，但这样处理愤怒之后，我仍感觉到她内在的僵硬。于是我问她是否还有其他情绪，比如像是憎恨之类。简起初不愿意谈，因为简有一种强烈的道德信仰，觉得憎恨是不对的。于是我们开始谈憎恨只是一种感受，和其他感受没有两样，就它本身而言，没有所谓对错。简终于看到如果憎恨转入地下活动，才特别麻烦，它会凝固，转化为关于可恶之人的可恶故事。

过了一会儿，她说：“是的，汤姆不听我的时候，我的确恨他。”我说：“看看你能否去感觉恨意本身的能量，不去注意汤姆和他的所作所为。让自己去感觉恨意只是一种能量，而不是种种带着怨气的故事。给它充足的呼吸空间，让它扩展、散发，看看会怎样。”

和身体里的恨意能量并肩而坐，再度深呼吸之后，她开始诉说以前曾使她产生同样情绪的一种经历：父亲下班回家，却从不看她一眼。她承认当时对此十分介意，以为自己不值得父亲注意，这让她感觉无助，她觉得必须仰望父亲的脸色。

“我以前从来不能承认我恨爸爸。”简说。她用力吐出这些字眼时，好像从肩头拿掉了千斤重担。“我很高兴你现在可以感觉到了。”我说。显然恨意僵冻在她体内，和她作对，认同它似乎是让她解放出来的重要一步。

简坐直了身子，我问她现在怎样了。她说：“我现在觉得比较充实，比较饱满。”我请她多形容一些。“这是一种挺立的感觉，好像我站在自己的核心，充满了力量。”显然她更能安住于自身之内了，我鼓励她停留在身体里这种有力的感觉中。

“在我的腹部和后背下方有一种稳固的感觉，我的心很清晰，无力感不见了。”

“那汤姆呢？你现在还恨他吗？”

“汤姆？”她说，好像想起他都有点困难。“我现在甚至没注意到汤姆。”当她内心调适好了，汤姆的行为便不再是一个问题。

当简有意识地经验恨意，不再把它埋起来，她便释放出封存的能量。当她和这力量联系起来，即使汤姆不在身边，她还是可以自处，而不会再沦落为自怨自艾的受害人，并且她更能对他直接讲实话，而不会动不动就进行指责，然后引爆口角。

在所有咨谈告一段落时，简说：“我一直贪求汤姆对我打开胸怀，但现在我认识到，我对自己没有开放——特别是在伤痛、恐惧、愤怒、憎恨的所在。而我现在能对这些情绪打开心怀，真叫人惊异呢！我不再迫切贪求汤姆的爱，因为至少我有我自己，这已经足够了。”

我们必须了解，承认愤怒或憎恨并不意味着：“是的，愤怒有理，我理当仇恨，我这样感觉并在别人身上出气，本来就理所当然。”相反的，这意味着：“我身心中储有愤怒和憎恨。”既然它们存在，那么我们要说：“是的，我可以承认它们，给予它们空间，有意识地经验它们。”

你可能以为承认愤怒和憎恨会让你更恨、更想报复，但事实正好相反——只要你有意识地将恨意视为自身的一个经验，而不以它为责怪、攻击可恶之人的武器。否定或抗拒自己的愤怒和憎恨，有如在内在建立一个反对势力，它压抑你的能量，减少你的力量，如此就会固化你内心的侵略性。

但是当你对侵略性打开心胸，与它共存，你就让锁在这些感觉中的能量和力量释放出来。关键在于你要给予愤怒和憎恨充足的空间，让这些能量的激流充分流动，同时不要过于专注使你生气的对象。这样做会让你走出屡遭迫害的受害者角色，你会有些吊诡地发现：直接经验你的憎恨，有助你解放你的憎恨。

实际上恨意自有其含义和真相，它标志着你和自己以及生命力量之间的隔绝。这是我们最恨的——由于我们和另一个人系在一起，我们感觉和自己的力量、生命力、自由、自在断了线，但只有与它们之间的连接才能保证我们与他人友好相处。借着面对并直接经验我们的恨意，我们可以解读它里面特别的信息。

有一天，我请学生有意识地、细心地探索恨意，先承认身体上的感觉，再看看他们在人际关系中最恨什么。有几个反应是这样的：“我恨你不理我。”“我恨我在这份关系中没有空间。”“我恨你告诉我做什么样的人。”“我恨你不听我说。”“我恨自己想取悦你的时候，我就不再是自己了。”“我恨跟你在一起那种死气沉沉的感觉。”

学生们最恨的是在另一个人面前感觉渺小和封闭。对此他们一定会说：“我恨跟你在一起的时候矮了一截，又和自己的生命力失联。”可是在他们的恨意中藏着重要的正面信息：“我想要回到自己，我不要因为和你在一起而失去自我。”这是一个力量的宣言。

恨意实际上是呼救，呼唤我们内在失落和无力之所的注意。我们若认识到恨意是无力无助的迹象，就可以和它交朋友，不再视它为邪恶的家伙。它只有用来作为打击自己或他人的武器时，才具毁灭性。

善心的理解

不断为怨气添油加料的，是我们对内心强烈情绪——尤其是伤痛、愤怒、憎恨——的厌恶。因此要想放下怨气，和人类整体或同处一室的人和平相处，就必须和这些情绪交朋友。学着允许这些强烈情绪和身体感受存在，并供之以空间，这是意义深远的善行，可以融化使心变硬的憎恨之冰。

这种内在的善心让我们进一步放下怨气：我们若要理解爱的创伤在童年何以成形，需要一种特别的理解力——我称为善心的理解，或感受式的理解，因为它从感性心流出，而不是只在头脑中的理解。

你的父母为什么不多爱你一点？他们的爱为什么有条件又前后不一？如果你可以放下受迫害小孩的身份，以一个懂事的大人眼光来观察，你会看到他们跟你一样都是负伤的人，他们也有他们自己的负担。他们奋力平衡收支、维系婚姻、寻找自我、为自己找出路，这些限制和压力使他们无法对你更好。

在部落文化中，部落中的其他人——姑姑阿姨、叔叔伯伯、堂兄弟姊妹、祖父母、邻居——会递补父母无法履行的职责；但在我们的文化中，核心小家庭是孤立的单位，而文化本身在如何健康地养育子女方面也并未提供多少智慧、协助和指导。所以父母必须独自为子女提供所需要的一切，加上他们身上还有其他担子，因此对他们来说负担难免过重。怪不得他们的爱看起来前后不一，又不可靠，导致你不信任爱。

最重要的，你的父母一向也不知道自己被爱，所以他们甚难爱上自己。当父母不爱自己，他们常会利用孩子来支撑他们摇摇欲坠的自尊，因为只有高度成熟的人，才能将所爱的人视为独一无二、和他们相异的个体，有不同的需要、观点、感觉。你的父母尚未完全进化到这种程度，所以他们不知如何让你做你自己，或单纯地爱你之为你。

这并不意味着他们坏，他们只是不了解自己、不爱自己、对自己天性的美不具信心，这是世代相传的普世痛苦，你的父母只是和大家一样在遭受这种痛苦的折磨。像其他人一样，他们在面对自己的局限时十分无助。

善心的了解并不是为父母找借口或宽宥他们伤害了你，而是认识到父母伤害或冷漠的行为是出自内心的创伤以及自爱能力的缺乏。这是解放自己的一步。看到父母的创伤，却不去合理化或谴责他们的行为，你作何感觉？他们不可能比了解并爱他们自己更了解并爱你，如果你对他们和他们所面对的情况有一点切身体会，甚至只有朦胧的一瞥，你都会从怨气的重压下解放出来。

别耿耿于怀

父母不完美的爱不是他们的错，因为他们无力控制；同样，没有得到充分的爱，也不是你的错。事实上，这世界上几乎没有人会像你那么了解自己，没有人能够一直正确了解你的美。你的美不是有形的东西，而是隐约的内在品质，从外表是看不出来的。

只要别人一亏待你，你便耿耿于怀，那么你就无法从无爱感和怨气心态中解放出来。耿耿于怀意味着你以为事情和你的定位（who you are）有关，只要你觉得别人不了解、不欣赏你，就极为在意，这不啻将自己禁锢于受害孩子的心态中。

所以当有人疏忽你或伤害你，你可以练习将他们的不友善视为他们内在紧张和挫折的病征，从他们与自己内在的失联而来。那个驾车近距离尾随你并向你叫骂的人，只是表现出内在的骚乱而已，他有太多痛苦和压力，以致扰乱了自己的意识。他把痛苦一股脑抛给你，只是想减少紧张，寻求内在舒缓。如果你耿耿于怀，就是让对方的骚乱进入你的世界毒害你；如果你不在意，你就从受害者的心态解脱了。

虽然你很不想耿耿于怀，内心却可能仍然涌现出痛苦和愤怒。你也不要对伤痛和愤怒本身耿耿于怀，它们只是身体上的感觉和反应，是你作为人类难免对周遭事件产生的敏感而已。你不用以为你有什么地方不好，你愈常用前述的方法来处理创伤和痛苦，愈能和这些感觉自在相处，然后你可以给它们存在空间，把它们吸入你的腹部，当这些能量流过你时，你可将心门敞开。

道家有一则著名的故事：河道中若有一艘空船冲向你的船，你可能不会对一艘空船生气，但如果船上有人掌舵，你就会生气了。这个故事的启示是：不理解你的父母，儿时戏弄你的淘气小孩，昨天紧跟你车屁股的驾车人，其实都是无人驾驶的空船，他们这样对你，是受未经检视的创伤所驱使，因此他们并不知道自己在做什么，对此没有控制能力。

冲向我们的空船并不是瞄准我们而来，同理，对我们不客气的人是被无意识的创伤和痛苦所驱使。如不明了这个道理，我们会自囚于我们的怨气、过去的经历和受害者的身份之中，而且无法对一直流经当下、更有力的生命和爱打开心灵。当遭到别人伤害时我们毫不介意，是慈悲心的深度修习，其中首先是对我们自己慈悲。原来我们对伤害的第一反应，可能是冰冷以对或出口伤人，但慈悲让我们感到慰藉、松弛、顺其自然。

慈心

尽管你父母没能给你完美的爱，但你今日这般健康，可见他们确曾照顾过你。当然，他们的体贴可能时断时续，但如果他们从未对你显示过任何仁慈，你不会有机会坐在这里读这本书，你可能正待在某个公共机构，可能无家可归，也可能变成连环杀人犯。所以，如果你还算神志健全的话，你应该承认你拥有温尼科特说的“过得去”的父母，如果你觉得这很难接受，你也许应该更努力解析过去的伤痛和愤怒，并与之友好相处。

在我母亲生命的最后一年，她的健康状况很明显在走下坡路。我接触到一种有力的藏传观想修行方法，其中牵涉到忆念母亲的仁慈，西藏人以此作为培养众生慈悲心的第一步。[1]当然，这对西藏人容易些，他们毫不含糊地热爱母亲，而我像许多美国男性一样，对母亲的感情是朦胧不清且爱恨交织的。

母亲的生命日薄西山，迫使我面对这一生所有的不愉快的经历：我觉得她不了解、不尊重我是与她不同的个体，从而产生怨气；同时我一直在扛着她的苦，扛着希望她感觉好一些、我才会感觉好一些的负担，而我又没能很好地完成这个任务，于是内心既歉疚又憎恨。紧抓着对母亲的怨气，让我一再受苦，其中最糟糕的就是很难感觉自己被爱。

在母亲生命最后一年，我发现了忆念母亲的修法，马上被它吸引。我和她的关系曾在心理治疗中获得一些成果，而这种修法提供了一个简单、具体的方法，让我得以重新确定自己对她的整个态度，让我忆起、认识到她对我无尽的慈爱，帮助我不再把可恶之人的形象投射于她。考虑到她所经历的那些人生经验，我逐渐接受她确实只能就能力所及来爱我这一事实。

观想并感恩她的慈爱也帮助我开放接收通道，由此更能接受爱。这使我得以看到忆念他人仁慈之修行方法的美，因为它

[1] 这是大乘公认的菩提心修习七重次第：知母、念恩、报恩、慈心、悲心、增上心、菩提心。《菩提道次第广论》、《修心七要》等于此都有详述。——译注

是学习接受爱的方式，而接受爱是爱人的基础。因此在这里我要提供一段简单的观想练习（对母亲憎恨心很重的人若从事此项练习，恐会无功而返。如果你是这种情况，我建议暂缓练习，先处理你的伤痛和愤怒，或先面向对你亲切的人进行此项练习）。

我们比较容易忆起母亲伤害我们的时刻，而忘却她的慈爱或视之为理所当然，因此我们需要忆想从此生开始时母亲对我们好的每一细节。起初，母亲慈爱地提供一个出生的场所——她大可打掉我们，那样我们就不会活到今日，享用种种良好的时机了。我们在母亲子宫当中，她小心翼翼保护我们，比保护珍贵的珠宝还小心。她时刻考虑到我们的安危，甚至在生产的痛苦下，她仍以我们的福祉为优先。我们出生之后，虽然三分像人，七分似蛙，母亲仍深深爱着我们。谁在照顾这个几乎不像人的小东西？是我们母亲！她为我们穿衣保暖，摇我们入睡，用自己的乳汁哺育我们，为我们清除排泄物却不觉恶心。

我们小时候，母亲时刻看顾我们，多次将我们从危难中解救出来。冬天，她照顾我们穿对衣服，确保我们的温暖；她选择最好的食物给我们吃；她宁愿自己生病，也不要我们生病。及长，母亲教我们如何吃、喝、说、坐、行，她送我们上学，鼓励我们做好事。到青少年期，我们喜欢跟朋友在一起，完全忘记母亲，只有在想跟她索要什么的时候，才会想起她，但是母亲还是一直惦记我们，即使她老了、衰弱了、站都站不稳了，也从没忘记过子女。[1]

当你读到这一段观想文字，忆想母亲如上的爱意以及对你的种种照顾，心里作何感想？对你有什么影响？当你忆起父母慈爱的样子，你对他们还有怨气吗？假设你有“过得去”的父母，而不是什么大怪物的话，认识到他们的慈爱，会给你类似阳光射入黑暗地牢的感觉。

随时注意你把父母或其他人的仁慈打折扣的倾向，这是你的怨气晴雨表。在人际关系中，人们有一共同倾向：总是在意缺了什么，却不满足于那些好的事情或已有的东西。我们喜欢将好事视为理所当然，然后盯着错事看，这当然只会带来不满足和沮丧，因为没有人可以给你所需的一切，永远爱你爱得恰到好处。

倾向于紧盯坏事——不合意的、得不到的事，却将好事——

[1] 此观想系由格桑嘉措（Kelsang Gyatso）的长篇著作节略而来，参看《幸运的欢喜道》（*Joyful Path of Good Fortune*），英格兰，坎布里亚：色巴出版社，2000，第403—406页。——原注

合意的、已拥有的事——打折扣，是人类最严重的恶习之一。只要我们观察心的运作，就会很容易地知道我们是多么看重那几桩不合意的事，而不去看无数合意的事。比如当隔壁邻居用电锯，我们的注意力往往只放在嘈杂上，却忽略之前之后那些可爱的安静时刻。

禅宗有一首饭食前的唱诵，是这样起头的："七十二个人手为我们带来这一钵米饭,我们需要知道它如何得来。"同样的，七十二个人手为我们带来一切所需，我们居于人与人互相连结的网络中，我们的存在都要依赖他人的支持。虽然生命不会供给我们所需的一切，而且还包含各种震惊和失望，但任何事的发生都可以是一件礼物——帮助我们清醒过来，发展新的力量和才能，成为更有爱的人。这样看来，即便生命会示现丑恶和狰狞的面貌，但说到底还是很慷慨仁慈的。

每一个时刻你都需要作出选择——是感恩你所有的，还是怨恨你所没有的？怨气和感恩南辕北辙。怨气专注于没有的——相对之爱中的不完美，并且想找个人来责怪；感恩认同现在拥有的——生命存在以及人际接触中的单纯之美，并以感恩之心回应。当我们反思我们的生命何以能够存在，发现这是因为它被仁慈的能量场拥抱、环绕、滋养，此时感激之情会自然生起。

当然，我们若落于怨气的股掌，便很容易将生命或他人对我们的仁慈打折扣。如果你有这种倾向，不妨花一点时间看看，去了解你已经得到多少，你将有什么感受？又或许你难以承认你接受到的仁慈，因为你觉得你不配，或者你觉得没有报答对方而心生歉疚。但是先不管这些反应，你只要专注于接受仁慈时的那种身体感受，就会注意到心在舒展。因此鲁米才建议：“一旦仁慈来找你，转向它，面向着仁慈的来源。”

在感恩中，心胸宽阔了，我们自然想回报我们所收到的仁慈，总想要用什么方式进行回馈。于是我们逐渐会发展出一种根本愿望，希望众生皆好、世界和平、每个人都获致真正的满足，这就是佛教徒所谓的慈心。从慈心中又会生起悲心——不希望任何人受不必要的苦。

注意一下慈心和怨气在你身体中造成的不同感受，怨气是紧的、封闭的、硬的；对照之下，仁慈是广阔的温暖，柔软而开放。这发出光热的温暖是你真实本性的自然流露，让它照耀吧，本能的宽恕会油然而生——这是放下怨气的起点。

练习

将怨气融化成悲伤：在无爱之所，面对自己

这是在无爱的痛苦中练习无条件存在的过程，如第三章所

述。

1. 心中想一个目前处在你人际关系中的人——情人、朋友或家人，你觉得没有完全被对方爱。

2. 你的身体如何感受这种无爱感？注意身体的特殊感觉（像是沉重、焦虑、紧缩、紧张、冷、空虚、麻木、热、迟缓、乏味）以及是身体的哪一部分感觉最强烈。

3. 承认现有的感觉和感受，用觉知直接碰触它。如果你觉得紧张，就用你的呼吸碰触并浸润这紧张的感受。

4. 然后看看你能否让这无爱感如实存在，而不试着去修复、改变或批判它。将感受四周的空间开放出来，给予它们充分的场所如实存在，体验一下被这个柔软而开放的空间所拥抱起来的感受。

承认无爱感与接下来发生的感受，并允许它们存在，是什么情形？

如果你承认某种感受，并允许它存在之后，却感觉不甚好，也许意味着你在排拒或认同它，而不能全然允许它存在并给予它空间。现在的问题不是“无爱的所在给你什么感觉”（是的，可能很痛苦），而是“接触那个所在，给予它空间如实存在，给你什么影响”？如果你卡在痛苦中进退不得，或被痛苦压迫，那么，试着更多注意痛苦周围的觉知空间，它是柔软的。痛苦可能不会消失，但允许它存在并不痛苦，而且通常会使人感到轻松，虽然不见得一开始就这样。

同时，温柔地将自己出于无爱感而编造的故事放在一旁（像是“这就证明我没人爱”、“这感觉真不好”、“如果我这样感觉，我会沮丧”）。

如果你对无爱之苦生起强烈的抗拒，并且难以放下这抗拒，那么你最好将注意焦点移至抗拒本身。有抗拒是可以理解的，它意味着你不想再感觉这种痛苦，所以你可以承认你在抗拒，也给予它空间容身。痛苦和抗拒可以各有各的空间，不必将对方挤走。给抗拒一个独立的空间之后，你可以回到痛苦，继续处理它；如果抗拒持续强烈，你就针对抗拒练习无条件的存在。

这第一至第四步骤便足够初学者练习一阵子了。

5. 如果你可以更进一步，那么看看能否放下现有的任何障碍，直接向无爱的痛苦打开心灵，只当它是一个当下的身体感受。如果你可以做到，看看那种开放性给你什么感觉。

6. 向痛苦敞开心灵之后，让你的觉知进入它的中央。看看你能否放松并放下，进入各种感受，与之合而为一。身处现有的感受中央，这如何影响你？

小结：承认感受就像是会晤它；允许感受就是让它如实存在；“开放”是打开门，直接面对感受，既不掉头而去，也不防卫；

“进入”是穿过那扇门，直接在感受中央安住下来。如果你这样处理无爱感，你就可以宽容它，认识到你比它广大，因此不必再生活在恐惧中。

亲身体验愤怒和恨意

注意，你可能一时还不能开始做这个练习。人们通常需要先花费一段极长的时间处理悲伤和伤痛，方能处理埋藏已久的愤怒和恨意。如果你是这样，就要顺应自己的状态，然后多做前面的练习。

你要注意以下两者之间的分野：允许自己感觉愤怒和恨意以及用愤怒和恨意向别人出气。这个练习仅仅是让你体会自己的感受，并不表示你一定要向他人表达这些感受。(有时候将愤怒传达出来也很重要，但如何传达得有建设性，属一种专门的练习方法，超出本书范围。)

1. 回想你对别人的怨气(举例来说,亏待你的父母或情人)。

2. 你能够承认你对那人的愤怒和恨意吗？别把焦点放在这人的过失上，注意你身体上的愤怒和恨意，承认这些感受，而不被批判或关于责怪、歉疚、羞愧的故事绕得团团转；如果发现自己又编起故事来，温柔地将它们放在一旁，再回来注意身体感受。

3. 给予愤怒和恨意充分的空间,让它们存在。它们像火——

如果你将火封锁在一个较小的空间，那简直要像压力锅一样引发爆炸了，所以你可以在这些感受四周开放出空间，通过允许它们扩张到那空间，来除去这压力。这些感受可以不断扩张，直至充满整个空间、整个周边、整个世界。深呼吸，看看将它们扩散到空间中而不是压缩在身体内，是什么感觉?

这也许一时够用了，如果你还要更进一步，那就继续下面的步骤。

4. 让恨意发声，好似你拿着麦克风对着它，请它说出恨些什么。你可以多次重复这一陈述：“我恨……”直到你将心中的恨意都说完了。

5. 一旦给恨意一个声音之后，你会有什么感觉?有没有生起清澈透明、充满力气、充满力量的感觉?如果有，那么对它敞开心胸，体会身体上的感受。

第四章　从自怨自艾到自爱自重

体悟真理的武器，莫过于此：接纳自己。

——普拉吉难帕

你绝不会感觉被爱，直到你爱上自己。

——阿诺·德雅尔丹

追根究底，如果我们不能弃绝最具毁灭性的怨气——怨自己，就别想从怨气的束缚中解放出来。怨气永远会同时针对双方：每一份对可恶之人的怨气——怨他对我不够好或是没有爱我爱得恰到好处，都伴随着可恶之我的感觉——怨自己不够好，怨自己不值得爱。可恶之人和可恶之我，其实是一个铜板的两面。

的确，如果不恨自己，就不会恨别人，如果自己心安理得，就不会浪费宝贵的生命能量去憎恨或攻击任何人。想去责怪别人，无非是因为自我感觉很糟，这又是由自觉得不到别人的了解和尊重而来。在世界所有的暴力和污秽之下，都隐藏着自我憎恨。

对有些人来说，自我憎恶这个字眼太强烈了。“我对自己有一点怀疑，”你也许会说，“但我不恨自己。”但是如果你怀疑、评断、批判自己，这代表你对自己的真实面目有点不喜欢或怀有敌意；如果你独处有困难，老是离不开工作、手机、电视、计算机等，喜欢把自己忙得不可开交，转移对自己的注意，也说明你可能不是那么喜欢跟自己在一起。

不幸的是，你若难以爱上自己、接纳自己，这对你的影响要比没人爱你来得严重。不管你的自我憎恨是温和派还是激进派，这都影响你的内在感觉，以及你每一天中每一小时的生命经验，也影响你所持有的想法、所作出的选择、所采取的行动、所挑选的情人、所营造的关系。在我们的文化中，自我憎恨是传染病，每个人多多少少都被波及，甚至那些用成功或美貌把自己粉饰得很好的人也包括在内。

本性的良善与羞愧

其实不难看出可恶之我的产生根源：觉得自己配不上别人

的期望。也许你曾是一个害羞安静的小孩，父母却希望孩子活泼外向；也许老师曾期望你语言能力优异，你却对艺术、音乐、舞蹈情有独钟；又也许你曾以主动热情的表现吓走了男孩子，因为他们要找一个不具威胁性的女孩子。

然而，可恶之我只是内心的念头，如此而已。我们介意别人不了解、不欣赏自己的时候，这念头就钻了出来："我有什么问题？别人怎么不懂我，也不欣赏我呢？"这种反应模式在我们幼年时就建立了："爸爸妈妈为什么那么气我又不管我？一定是我有问题，这就是了。"这是孩子唯一能够理解冷落或虐待的方式，结果，我们变得不喜欢自己的面目："如果我不是这个样子，我就会被爱，一切就没问题了。"

在这种情况下，羞愧——感觉自己不好——就在身心中定居下来。羞愧无疑是所有感觉中最痛苦的，因为它否定了重要的真理——我们的本性是美丽而良善的。

这本性良善的观点[1]可不是新时代波莉安娜（Pollyanna）式[2]的信念，神秘论者和东西圣哲——从柏拉图到老子和佛

[1] "本性良善"这一概念译自一个西藏词汇，意指我们生命天生的清净和尊严以及实相的美妙和喜悦。——原注

[2] 语出埃莉诺·波特（Eleanor Hodgeman Porter，1868—1920）于1913年出版的小说《波莉安娜》（*Pollyanna*），主人公波莉安娜是一位极为乐观的女孩。——译注

陀——都直接体证到人类的本性，即内心自然的纯净，所有好品格——爱、关怀、勇气、幽默、智慧、奉献、力量——皆由此而来。这种善心是我们本性中的与生俱来的特质，比我们基于自身行为或他人接纳与否而产生的善恶观念更为重要。只有实际经验到或认识到我们内心的根本纯净和圣洁，我们才能对自己本有的价值建立不可动摇的信念。

羞愧让我们怀疑自己本性的良善，又否定我们的真实面目，于是它便使我们瘫痪，使我们的神经系统僵冻、闭锁。既然可恶之我的感觉这么痛苦，我们便尽可能把它挡在外面，于是可恶之我的形象跟可恶之人一样，也潜入我们的无意识，我们在不知不觉中受其牵制，却束手无策。

可恶之我的形象老是回来纠缠我们，表现为一连串负面的自言自语——我称之为“内在评审委员”。这个评审委员认为我们无论做什么都做得不够好，它躲在意识的门槛之下，等待着，只要有一点点借口，就跳出来进行攻击。想要观察这个评审委员如何运作，只消去照镜子。面对那张直视你的脸，你作何反应？如果你看到衰老的迹象，你怎样看待自己？你能对镜中的脸怀有慈心，无条件接纳它吗？还是瞧自己不上眼，严苛地批判自己？

如果你能看穿别人的心事，会发现大部分人心头都缠绕着一个简单的念头：“我够不够好？”这个念头接着为“她（他）爱我还是不爱我”的疑问煽风点火。如果她（他）爱我，我看自己就是一个可爱之我—— 一个成功、有魅力、值得爱的强者，于是自我感觉便极好；但如果她（他）不爱我，我好像就被扔进了地狱，怎么看自己都是一副可恶之我的模样——一个格格不入、没吸引力、不值得爱、不成功的弱者，于是我恨自己，排拒自己。

内心的大审判就此上演，我们不停为互为矛盾的两极汇集证据：“人们今天对我反应不错，所以我感觉很棒。”“人们今天对我反应很差，也许我真的很差劲。”

为什么我们要让这批判不断重演，承受这么多痛苦的后果？因为我们从未感到自己天生就值得爱。我们不相信爱会自动光临，反而相信必须做点什么才能得到接纳，所以我们强迫自己做得更好，鞭策自己要像样子，还雇一个内部评审委员来记录我们的成绩。假如能证明自己有价值，也许我们就会觉得被爱。

不幸的是，内在审判——“我够好了吗？没有，我还可以做得更好。”——没完没了，而且白费工夫。“努力变得更好”永远无法肯定内在价值，因为这项努力预先设定我们不够好，从而加强我们的自我憎恨，这时即使有人爱我们，不值得爱的感觉也很难让爱进来。我们若不爱自己，也就很难让别人爱我们，这会使对我们好的人很感挫折，于是畏缩或离去。但是我们又以此为证据，认为一定是自己哪里不对劲了，这样一来，可恶之我的故事就变成自行实现的预言。

我们必须做一个乖男孩或乖女孩来讨父母欢心，这未免令人受挫——因为我们不曾感到以真实面目被爱。同理，当我们必须证明自己值得爱，以赢取内部评审委员的审核通过，也会感到痛苦。自我接纳能够治愈自我憎恨和羞愧，但它绝不会从内部评审委员的正面裁决而来，只会从我们对真实面目的认知和欣赏而来，从无条件的美善而来，从远比可爱之我与可恶之我更为广大和真实的自我理解而来。

用创伤出气

自我憎恨同样会助长对他人的怨气和暴力，因为一旦试着把窝囊感转移到别人头上，我们就可以觉得自己没那么窝囊。这种现象在公共领域造成特别严重的指控和战争，同样的力量也在某种程度上影响着大多数的人际关系。

侵犯别人，是试图减轻在人际关系中所引发的羞愧和自我憎恨的常用方法，可以平常到太太尖锐地指出先生开车太快。如果先生当成抱怨，他的内在评审委员可能就要跳出来说话；

为了不使自己变成可恶之我，他就必须把太太捏造成可恶之人进行反击，于是怪她老是啰唆。现在又轮到太太觉得自己是可恶之我了，为了防范自己的内在评审委员，她也必须把他塑造成可恶之人："你干吗那么防卫自己？"然后先生再顶回去："你干吗那么会批评别人？"

这就是夫妻反复在做的事——互抛"坏感觉"，像扔一个烫手山芋。他们如此大费周章确保"我对"，即使毁了婚姻也在所不惜。"我对"其实是用有害的自我憎恨和羞愧，对抗内在评审委员的攻击。两个人明明很相爱，却老是用这种招式交相指责，着实悲哀。

传统宗教有一个缺陷，它总是用批判的声音发言，责怪人们有罪或无价值。其实与其申斥人们的过错，不如慈悲而巧妙地帮助人们看到，所谓罪该万死，不过是因为不知道自己被爱而产生的症状。

举例来说，贪婪是从内在的饥渴而来："我拥有的还不够多。"但更深层的含义其实是"我不满足"。然而，是什么样的内在贫乏让我们想用消费和索求的方式加以减轻？如果不是与爱隔绝而感觉空虚，还会是什么？咒骂罪人的道德主义者叫我们相信贪婪是罪孽深重的表现，但贪婪之所以这么难以抗拒，大概是因为它确实可以减轻匮乏感吧！可惜它从未产生真正的利益，反而越发使我们沦为饥渴的爪下牺牲品。其实，只有爱之食物才能令人饱足。

同样，嫉妒只因为怕不被人爱而生起，觉得生命眷顾别人总比眷顾我来得多些。类似的，自我中心、傲慢、骄矜，都是因为企图将自己塑造得更重要、更特别，以补偿自我爱的欠缺；利己主义者试图让世界绕着“我”转,也是为了补偿“我根本不重要”的潜在恐惧。但如果我们感觉被爱，压根就不会有“我不重要”的念头。

是什么驱策人们追求控制他人的权力？为什么有人肯花费短暂、宝贵的一生追求建立帝国或君临世界的妄想？控制他人是想证明我是有影响力的人，强迫他人仰望自己：“老子早晚会叫你尊敬我，折磨你或杀掉你在所不惜！”如果我能证明给你看我真是有影响力的人—— 一个领袖、独裁者、征服世界的人、有钱大亨，你因此不得不尊敬我，也许我就会心满意足。但如果我能感到被爱拥抱，我其实并不需要站得比别人高。

这世界所有邪恶的背后，都潜藏着一颗负伤的、破碎的心灵。我们行为不良是因为我们内心痛苦，我们之所以痛苦，是因为我们本来有着开放而温柔的本性，世界上所有的丑陋都可以追溯至我们背离了坦诚和美丽的内心。

当我们认识了这一点——世界上的罪恶不过是普世创伤的

症状，我们就可以理解法国灵性导师阿诺·德雅尔丹的话："世上没有坏人（包括导致数百万人死亡的希特勒）——只有没好好被爱的人。"这便是邪恶的根源。如果希特勒这类迫害者[1]有过被爱和值得为人所爱的经验，他们怎么有理由去杀戮？当你感觉到爱在体内流动，你只可能去礼赞它、滋养它，而不是摧

---

[1] 艾丽丝·米勒（Alice Miller）在她所著《为你自己好》（*For Your Own Good*）和《生命的道路》（*Paths of Life*）中，研究童年期的无爱感和创伤在生命中的影响，以及邪恶暴君的形成过程。在她的演讲中有一相关段落（参看《童年的创伤》〔*The Childhood Trauma*〕，1998 年发表于纽约）：

> 我可以断言，每一个迫害者在童年都是一个受害者。但他们多数人自己并不知道，因为他们的感觉被压抑了，而且他们对自己知道得愈少，对社会的危险就愈大。所以我认为，了解错误陈述"每一个受害者都会变成一个迫害者"和我认为的正确陈述"每一个迫害者在童年都是一个受害者"之间的分野，是很重要的。
>
> 阿洛伊斯·希特勒（Alois Hitler，希特勒的父亲）有犹太人后裔的嫌疑（希特勒的祖母很可能被她的犹太雇主弄怀孕的），这在其成长的反犹环境中是令人无法忍受的……他唯一能做的就是在儿子阿道夫身上发泄怒气。根据他女儿的报告……阿洛伊斯毫不留情地揍儿子阿道夫，儿子试图驱除童年的恐惧，便培养出狂热的妄想：要把自己，还有全德国，以及全世界，从犹太血统中解放出来。
>
> 斯大林造成数百万人伤亡，因为即使在权力巅峰期，他的行为仍被无意识的、小孩式的无权恐惧所驱策。童年时，他的父亲，一位格鲁吉亚的穷苦靴匠，几乎每一天都试图用烈酒和打儿子来抵消症状挫折感，他母亲则患有精神异常，毫无能力卫护儿子，而且常常离家出走。斯大林直到生命最后一刻都在不断理想化他的父母，并一直恐惧危险来临。那危险其实早已不存在，但仍存在于他错乱的心中，即便他后来为百万人所爱戴崇敬，那恐惧也从未停止。——原注

毁它。

当然，像希特勒这类独裁者并不知道自己在受什么驱策，因为他们将创伤的痛苦埋藏在层层怨气、铁石心肠和自我膨胀之下。无疑，必须经过许多年的心理治疗，他们才能看到处处淤伤，以及需要温柔的关爱却没有好好被爱的心灵。

人性也一样。设想人性是一个人，他若知道自己确实值得爱，其本性是将光明的爱和智慧带给世界，他还需要耽溺于非理性的暴力和复仇，不断盲目摧毁这个世界吗？只要人性昧于知悉他本性的良善，便只能以病态、自毁的方式行事。当他停下来看看他所引起的浩劫，也只能得出这个结论：他的确是一个惨兮兮的家伙。同时，舆论好像一面镜子，反映出人性骇人、卑劣的形象，让人性每天好好瞧瞧自己。他阴郁地不断看见镜子中渺小、堕落和丑陋的自己，这可怜的人性还怎么能爱上自己？

人性是一个需要疗愈、需要知道自己天性很美的孩子，传统的文化、艺术、神话、宗教、仪式都能帮助人性忆起他神圣的本性，但时至今日，丢失了传统，我们每一个人为了人性，必须疗愈内心，靠自己的力量唤醒内在的美善。

所幸，一切令我们最感羞愧的罪大恶极之事，都只是纸老虎。你在这老虎的咆哮之后，会发现一个悲伤、孤独、绝望的孩子，他感到与爱失联。这便使世界上的恐怖褪去了狰狞的面目。对爱关闭的心灵是所有恶业之源，形成冲击波，在全世界回荡。

亲身体验

既然我们永远无法通过证明自我价值或隐瞒缺陷来确信自己值得爱，那就需要设法发现我们天生美善的本性，这样我们才能从可恶之我（可恶之人）的欺骗中解脱。

这一段从自怨自艾到自爱自重的旅程，需要学着会晤、接纳真实的你，对之打开心灵。这必须从亲身体验开始。只要你抗拒、逃避、评断，或者试图操弄、控制自己的经验，就没有真正自爱自重。你只要一下评断 ：“我不应该这样，这不够好，我应该比这样更好。”你就是不让自己做自己。这会恶化“我没有以真实面目被接纳”的创伤，而且会使你与自己对立起来，产生内在分裂和混乱。若要从羞愧和自责中解脱出来，必须跟自己的经验建立良好关系，无论那经验是好是坏。

亲身体验颇具挑战性，因为从没有人教我们怎样诚实而直接地处理我们的感受 ；相反，我们文化中的传统教诲是，如果你沮丧或焦虑，那么吃点药，去健身房运动，或打开电视——因为对付坏事情的唯一方法就是逃避。

我在协助人们对自身经验打开心门时，往往听他们说这样的话：“我已经悲哀了一辈子，再坐在这里一直感受悲哀有什么好处？我已经受够了！”但要明白，类似这样的话——“如果我再去感受那悲哀，只会把自己拽到一个无底深洞。”应该是出自一个无助孩子之口，因为他从未学过如何响应自己的经验。对于孩子来说，这是真的：我们的悲哀比我们自己强大，因为我们没有知识和能力来处理强烈感受。因此当我们面对痛苦时，唯一的选择只能是在痛苦跟前关闭神经系统。问题是，即使我们现在已是成年人，有能力施展一些不同的作为了，我们仍在逃避感受。

所以，我们一生都带着痛苦。是啊，我们快被痛苦压垮了，任由它摆布。既然孩提时代，痛苦比我们大，面对它时我们那么无助，唯一能做的事就是回避，那么可以理解我们为什么看不到对感觉打开心灵的好处。消极地被痛苦淹没或被它牵着鼻子跑，不但无益，而且无效，这是一种无意识的受苦。

但无意识的受苦不是我所谓的亲身体验，我的意思刚好相反：主动面对、涉入你的感受，对它开放。有意识地碰触感受——“是的，正是这种感觉。”——可以帮助你从它的掌控中脱身。如果你可以对恐惧或痛苦敞开心灵，并且专注地去经验那种开放性，最后你可能会发现很棒的事：你的开放性比你对之开放的感受更为有力，比方说，向恐惧开放远比恐惧本身强大得多。这种发现有助你在面对当前经验时，跟自己的力量、善心、稳定、理解取得连接，这便是有意识的受苦。

我从三十年临床心理治疗师的经验中学到：如果你能让经验重现，它的结会松开、打开，带你通向一种更为深刻和根本的经验。不管你的经验看起来有多痛苦、多可怕，只要你愿意处理它，你的根本力量就会被带出来，引领人生转到一个更积极的方向。我在这方面积累的疗治经验——无论对人还是对己，让我毫不怀疑其真实性，同时这也成为我治疗工作的基石。

海洋的深沉和平静藏在海面汹涌的波涛之下，同理，你的本性也藏在骚乱的情绪背后。跟情绪奋战只是任自己在汹涌的海面随波逐流，却与更广大的生命存在失联。随波逐流让你无法潜入波涛之下，接触内心的力量、温暖、开放性。

相反，让自己亲身体验，就是在冲浪，却不会被波浪卷走。允许经验存在并向它打开心房的那一刻，你终于成为你——你开始为自己而活。当你肯定自己的真实面目和当下的感受，这便是深刻的自爱自重。

然而，如何才能让自己体味此时此刻的经验？如何和你的感受——这里指的是此时此刻真实的感受——做朋友，无论它们有多痛苦？关键是永远自当下开始，无论当下是何时何处。

举例来说，如果你对我以上所说的感到困惑或不安，你只需承认困惑或不安，而不要评断这感觉好不好或急着甩掉它。又或者，如果你愿意体察你的无爱感，你就会体验到它给身体上带来的感觉，接受这些感觉，并觉知它们，同时对自己的呼吸保持清醒的意识："是的，正是这种感觉。"当你不再挣扎着回避自己的经验时，你就开始放松了。

接下来，允许无爱感待在那儿，给它足够的空间。允许并不意味着纵容或耽溺于感受，而是在身体感觉的四周开放出一些空间，这就好像给无爱感留出了呼吸的余地，让它不会被局限或压缩。去体验无爱感周围的空间，注意这空间如何让它以真实面目存在，其中没有任何紧张或抗拒。当你自己在这空间中栖息下来，你会发现你在更柔软地拥抱着无爱感，你化为更广大的觉知，拥抱着你的创伤。然后，没什么需要抗争了，身体也开始安顿下来。

一旦安顿下来，你可以再进一步看看能否对无爱感打开自己。你撤走任何屏障，对它仁慈而体谅，好像看到自己的孩子或亲近的友人受伤时一样。如果再继续深入一步，你就要带着觉知进入无爱感中央，使它软化，这时你和无爱感就会合而为一，没有一丁点分离。

当你可以进入某种感受，在其中放松，它便再也不是那个可以折磨你、淹没你的外在事物；若你处在感受中央，你会发现它的本质是流动的能量。如果无爱的创伤就是童年时没有消化掉的痛苦，那么让自己不设防地重新经验一次这旧痛，就是消化它的方法，从此它不再是阻塞你身心系统的凝固、僵硬的东西。这就是在简单而直接地疗愈你的创伤，疗愈那可怕的心灵闭锁——你自幼受困其中、进退不得的心灵闭锁。

像这样和你自己同在，就是爱的行动，它可以开启你最深的内心资源。这其中有一个简单的运作原则：当你和你的经验同在，你的生命就会与你同在，当你更广大的真实生命显露出来，你就如同回到自己的家。在自己内在安顿下来，你便接触到你的天赋——力量、接纳、和平、慈悲，这些力量帮助你面对你所经历的一切经验，并甘之如饴。

返回你自己和你的天赋，你会发现比任何自我评判都真实的真相：就这样在本性中做你自己的感觉真好。你尝到你天生的良善，它有一种澄澈清新的滋味，像纯净的水。这个发现使你感谢生命，即使生命中仍有许多困难。让自己亲身体验，是通向自我接纳和自爱自重的门径。

当你自己

什么是自爱？依我的经验，其微妙深刻远胜于那些自助指导大师给人的鼓励话："相信你自己！你很棒！真的，人们喜欢你！"

自爱比这更圣洁、更神秘，它是温暖的内在光耀或气息，在你当下肯定自己的时刻，逐渐注满你，这是灵性成长的基础。普拉吉难帕老师认识此理，因此他说："最重要的是爱你自己。"

你为自己做过的最充满爱意的事就是让自己顺乎自然。顺乎什么自然？当然是你之为你。这是我对"自爱"下的定义：让你当你自己。

你觉知到你的生命吗？这个想内在于你、经由你、作为你而活的生命？如果你诚实，你也许必须承认你几乎不认识自己这个更深的层面。真实的生命仅存于此时此刻生活经验的核心，其他事物不过是回忆或心念投射。

你这个真实的生命并不是头脑中的东西，它超出你可以想象的任何事物。当他人欲将想法强加于你，或把你塞入狭窄的观念框架里，你也许会气得怒发冲冠，但你难道没发现你对自己做了许多类似的事？你昨日、去年、儿时、青少年时、成人时的样子，都不是真实的你，而只是回忆；若在心里捧着自己的形象或观念，就会把自己禁锢于灵魂囚笼之内，无法自由而开放地活着。

当然，如果你坚信你坏、无价值、有缺陷，那么你去试着想你很好，以更正面、更慈悲的眼光看自己，也许是有用的第一步。对许多人来说，这种正面肯定是迈向自爱极有效的一步，但这仍然是概念游戏，将我们一分为二：作为爱之主体的我（I），欣赏作为爱之客体的我（me）。要自爱真正活起来，必须让它不再停留于概念、信仰或自言自语，为此必须以全新的方式安住自己，全新感觉并礼赞我这个活生生的存在体，而不只是维持一种良好的自我形象。

“自爱”是无论经历着什么，都肯定我自己，而不是紧抓“我应该是什么样”、“我应该如何做”的观念。任何“我是谁”、“我应该是什么样”的想法绝不会精准，因为它永远不等同于我这个活生生的存在体，后者会在每一个新的时刻活生生地展现出来。“我是谁”不是固定的实体，而是活跃在每一个当下的动态经验流——每逢我让自己临在的时候。

你现在放下给自己设定的任何概念，马上就可以尝到我所形容的滋味。你让自己仅仅存在着，就在此时此刻，不依赖记忆硬盘中的任何“我是谁”的熟悉形象和信仰，看看会发生什么？刚开始可能有一点不辨天南地北的感觉，如果你可以当下放松，不再让恐惧席卷，也许你会感觉自己新鲜得如同一个活生生的存在体，一个神秘的、深不可测的生命。你的心灵开放而觉醒，随时准备应对瞬息万变的每一时刻。

让你自己成为那种生命，即使一开始只有短暂的体验，这会帮你安顿、契入自己，让你品尝到天性中的尊严和价值的新鲜直接的滋味。在这种新鲜时刻，你就这样活着，做你自己，这就是一种快乐。你尝到的这种内在契合愈多，你的内在就愈发光亮，这就是直接的自爱经验。

肯定你自己

肯定你自己，也意味着接纳你这个糟糕、不完美的人。“诸事美好之际，敬爱上帝易如反掌。”圣方济（St. Francis）写道。但他知道爱要落实，就必须容纳一切，包括生命中所有的黑暗和痛苦，因此他又说：“但更为深刻的智慧却教我在一切事物中拥抱上帝。”

如何在关于你自身的一切事物中拥抱上帝，不仅包括美好的一面，也包括丑恶的一面？德国灵性老师鲁迪（Rudi）也就是鲁德亚南达老师（Swami Rudrananda）写道：

> 在你内心创造人我合一的唯一方法，是每天努力开放自己，看到自己更多的面目，并且说出：“好啦，我脾气不好”，或者“我有侵略性”，或者“我喜欢赚钱”，或者“我对任何人都没有感觉”。一旦你承认你就是这样……你

终于能吸一口气，让这些事公布出来……你的自我、偏见、局限是你的原料，从这些原料中你瓦解、成长、吸收能量，如果你处理并提炼其中的全部，你便能够有意识地打开心灵，否则你永远找不到任何能表现你自己的东西。[1]

我工作坊中的一位学员说了一个类似的故事，形容她如何在最意想不到的情况下发现自爱：“我因为生命中的某个事件，经历了一段压力很大的时期，勾起了大量的痛苦和自我憎恨。终于有一天，我被迫承认：‘真相是，我真的是一个愚蠢、差劲的人，再不可能是别的。’我从未承认过类似的事，因为我的人生一直和‘头脑清明’连在一起——或者是班上最好的学生，或者是在精神上最有领悟力的人。所以能够放下层层的遗憾和歉意，承认自己糟糕透顶，对我来说意义深远。而且我让自己就那样无可救药的愚蠢、差劲——至少那时我没有能力变成别的样子，这倒为我开了一扇门，而且此后一扇接一扇不停地打开。知道自己无法符合任何一个我认为可用以建立自爱的概念之后，我居然有了一个全然不在概念层面爱自己的经验。

[1] 见鲁德亚南达（Rudrananda）：《融入无限》（*Entering Infinity*），俄勒冈州，波特兰：Rudra 出版社，1994，第 23 页。——原注

我感到以直接的方式扎根在自己之内，因为我在何谓扎根自己这一点上所持有的全部概念都失效了，我以之前不能想象的方式回到了自己的家。”

我们通常无力面对自己粗鄙、糟糕、负伤的部分，因为担心内心评审委员会为此惩处我们，以这些证据来判定我们有如野兽一般的可恶之我。做我们自己，意味着放弃做可爱之我的努力，认识到所有关于可爱之我或可恶之我的想法都不过是心中的概念。

你可以用一个简单的练习每天来肯定自己。首先静一会儿，注意心中在想什么，然后以不偏不倚的方式承认："是的，正是这样。""是的，我紧张。"再轻轻用觉知面对或碰触你的紧张。别排斥任何经验到的感觉，仅仅在短暂的一刻以不假判断的觉知与它会晤——碰触它，然后随它去。这是肯定自己的简单方法，也是绝对之爱与无条件的存在的简化形式。你可以随时随地进行这个练习，无论正在做什么。

"是的，我在担心。"轻柔地接触你身体中担心的感觉，碰触它，然后随它去。"是的，我小气。"注意觉知这给你什么影响，但不要批判和操控。这里的"是的"并不意味着"我喜欢"、"我同意"、"我觉得这样很好"、"我很高兴事情这样"；而只是意味着："是的，此时此地是这样，我可以与它面对面，因为事情已然这样，即使事情将要变成这样，我也会继续对自己敞开心灵。”一旦你可以给予自己这种肯定，批判便噤声了，内在审判也停止了。

如果你无法肯定某事，你也可以做这样的肯定：“是的，我正在与此奋战，要顺其自然有些困难。”“是的，我现在不能接受这个，我的内心在抵抗。”带着觉知去注意这抗拒或排斥，然后随它去。别仅仅只是观察，还要带着不假批判的觉知感觉它，给它空间，让它有活力地运作。如果你批判，也要晓得：“是的，我在批判。”让批判仅仅存在于觉知中，却不批判这批判本身：“是的，即使自我批判生起，我仍在这里与自己同在。”看看你能否像这样成为一名旁观者，对心念和情绪保持兴趣和中立，以一种“是的，是的，正是这样”的精神，将温暖和开放传递给任何当下正存在的情况。

别让这只是成为概念游戏，虽然口中说出“是的”往往有益，但你不一定非要这么做。最重要的是，在开放的本性里碰触正存在的状态，顺其自然，亲身经验，即使你并不喜欢你此刻的感受，仍要坚持做你自己。“是的，我可以和自己和平相处，即使焦虑生起……即使自我怀疑出现……即使心中寂寞。”

无论你的内心感受如何，你都可以对其打开心灵，并直接体会这开放性，它可以使你的感受顺其自然，你会看到它比任何情绪状态都广大。让你自己成为那开放性，它能够仁慈而温柔地拥抱起你的经验，使你得以接触到存在于内心的大我，而不致堕入各种心理状态的陷阱。

最重要的，别以为你就是你经历的各种状况，别让它们对你造成影响（“我害怕……这意味着我是一个胆小的人……我一直都是这样……我就是这个样子”）。当你承认“我害怕”，并不意味着害怕就是你的内在真实，它只是下面这句话的省略表达：“我觉察到身心中生起害怕的感觉。”这个可以感知害怕的“我”，自身并不害怕，它是一个比你更广大的生命境界，是一种可以看到、可以拥抱你内心的一切——所有品质、所有感受、所有困境、所有局限性模式——的觉知。

但如果你认为自己就是你经历的状况，也不妨坦然承认：“好吧，我现在很在意。”再看看承认它却不怪罪它，你感觉如何。

肯定你内心的现状，可以唤出你心中更广阔的觉知。将你的经验拥抱在温暖而开放之所，你会逐渐看到这怎样照亮你、解放你。普拉吉难帕老师归纳自爱的核心原则：“肯定一切，不排拒一切，尤其不排拒你内在的一切。”

友善地谅解自己

无论你的人生经验有多不完美，都学着如实接受，将友善的谅解带到你自怨自艾的地方。举例来说，你特别跟自己过不去或怪自己的是什么？试着用一句话描述它。如果你有好多不同的怨气——“我很懒”、“我好吃”、“我不够努力”、“我很自私”、“我伤害过人”、“我懦弱”，选一个最痛心的。

自怨自艾通常包括两个要素：清楚的“洞察”和严苛的“自责”。比方说，你知道自己很自私，并且把它判定为罪过。但你需要花点时间把这两个要素分开，将“洞察”从“自责”中分离出来。看你能否将责备放在一边，然后把你对自己的觉察放在面前，注视它，好像你是一个富于智慧、充满爱意、善于理解的父母、朋友或老师。

再举个例子，如果你的自责是“我很自私”，那么把它放一边，再以你智慧的一面看一看你对这件事有什么理解。也许你会看到，这是从你童年因照料不善产生的不安全感而来——造成你以贪婪、不顾别人的方式来满足需要。直接面对自私之后，你可能会体谅地说：“你儿时的经验是，如果你不照料自己，没人会照料你。难怪你不顾一切，这是在寻求安全感。”

我的学员里有一名女子，责怪自己无法开口说出自己的需要，她对自己的谅解是：“小时候你从不被允许有自己的想法和感受，每当你想表达感受或信念，别人就叫你别说了。没有人支持你发出自己的声音，难怪你不敢发言。”我问她说完这些之后感觉如何，她说：“当我自责时，胸部便紧了起来，而现在我感觉到对自己的慈悲，一股温暖遍及我的四肢。”

这名女子现在知道，她之所以不能畅所欲言，是因为自小就没人鼓励她说话，这倒不是什么新鲜事。但新鲜的是，当她谅解自己，便对自己打开了心门。

所以练习友善的谅解时，关键是要知道这种谅解对你有什么影响。若你对自己有正确的谅解，它会像一个温暖的拥抱，在你身体上释放出安慰的能量。去体验一下这像什么吧！虽然你常寻求别人的谅解，但其实你对自己的谅解才最具疗效。当这种谅解的温暖开始流动，它会冲掉你对自己的怨气，让自爱占有一席之地。

欣赏你之为你

自爱成长的下一阶段是能够欣赏你独特的贡献，我们每一个人对这世界都有着独特的贡献，尤其在我们以真实面目出现时。根据马丁·布伯的想法，个人的独特性就是一种特别天赋。由你的生命特质带给这世界的东西，没有别人能够以同样的方式彰显。布伯的话是这样说的：

> 每一个人降生到这世界，都是崭新的、独特的，之前

> 从未存在过。每一个人都有义务……去知悉和思考……世界上从未有过像他一样的人，因为如果有像他一样的人存在，他就不需要存在了。每一个人都是崭新的，被召唤来完成他在这世界的特殊性，每一个人最重要的任务就是实现他独特的、空前绝后的潜力，而不是重复别人——即使是最伟大的人——已经做过的。[1]

犹太教拉比苏斯亚（Rabbi Zusya）在临终前表达了同样的想法："在我要去的那个世界，我不应被问：'你为什么不是摩西？'而应该被问：'你为什么不是苏斯亚？'"

在这里，做你自己、"做苏斯亚"，是什么意思？这意指肯定你之为你。只有这样，生命的独特贡献才可能完全展现出来。

自爱最大的阻碍，是习惯拿自己和他人比较，或者想要跟他人一样。只要心里有比较的念头——审视自己究竟是跟他人一样，还是比他们更好或更坏，就是在贬抑自己。举例来说，我是个作家，常羡慕同行写书写得比我快。我有一位朋友，三

[1] 见马丁·布伯：《人类之路：依循哈西德主义》（*The Way of Man According to the Teaching of Hasidism*），新泽西州，西卡克斯：Citadel 出版社，2000。——原注

至六个月就能完成一本书，而且都成了畅销书，相比之下，我的书常要花上几年才能写就，而且从未挤入畅销书排行榜。

我可以希望像我的朋友那样写得又快又流畅，但我得对自己诚实，他的书不是我会写的类型。做我自己，意味着欣赏自己踏上的独特旅程以及自己对这旅程的描述方式——而非尝试用别人的方式来写作，毕竟，没有人可以用我的声音说话。但只要我不欣赏自己的贡献，我就对自己的独特使命设下了路障。

相似的，我们每个人都有自己独特的天赋。某人可以是特别的母亲，另一人可以是杰出的沟通者，再一人可以是敏感的倾听者；有人衷心献身于真理的求索，有人能激励别人做到极致。这些天赋的美可以发光，只要我们能欣赏生命中的特质，而不在心中预设想要达到的标准。

但上述种种对人之天赋的解释都是未尽其意的，因为你最独特的天赋就是你生命中活生生的特质，它迸出无可名状的活力，使你之为你。每一个灵魂都有其多面的、如珠宝般的品质，都有其“如是本性”（suchness），即使没人认得出它有何特别（special something），但大家正是因此而爱你。“如是本性”意味着“就是这样”（just so）。你的风格就是这样，我也就是这样，我们就这样做我们自己，而且除了这样终究也不可能成为别的样子。这值得大大礼赞。

爱自己的真实面目，对某些人来说，好像是自我主义，但实际上这是爱人的最有力基础，因为做你自己，你才会知道让他人也做他们自己有多么重要。最能表示你的爱意的事，是让他人做跟你不一样的人，让他们从你的要求和期望中解放出来。当你友善地体谅他人和你一样，有自己的法则，得按自己的方式行事，想要控制他们、使你比他们重要的想法就烟消云散了。

本章探讨的自爱的要素——放下你的自我概念，亲身体验，做你自己，肯定你自己，体恤并理解自己的弱点，欣赏你生命的独特天赋——都是对你自己打开心门的方式。若要开门请绝对而完美之爱进来，并在你心中扎根，这是一把不可少的钥匙。

练习

无条件的存在：亲身体验

该过程在第三、四章已有比较完备的叙述，第三章及章后练习把它解释为“在无爱之所，面对自己”。这里则在一个更广的层面进行解释，使之可应用于任何感受。其中有四个主要步骤：承认、允许存在、开放和进入。

1. 选择你生命中一次困难的经历，专注于它。

2. 看看你能否面向那经验，并探索它怎样影响你。

3. 你的身体会发生什么感觉？注意这感觉，及其所在的身体部位。如实承认你的感受，直接会晤它，并体会它在你身体上引起的感觉。（如同对它打招呼说哈啰。）碰触并承认这感觉，是什么光景？

4. 承认这些身体上的感觉之后，看看你能否接纳它们，给予它们充足的空间如实存在。在觉知的空间中拥抱你的感受，而不——

回应它；

批判它；

努力改变或修正它；

陷溺于它；

认同它；

认定它跟你有关；

和它硬碰硬。

让你自己温和地陪伴它，如同天空拥抱着云，允许它怡然自处；或者像母亲拥抱小婴儿，温柔而体贴。

那像什么？接纳它，并给予它空间如实存在，是什么光景？

暂时做到这些也就够了，如果你还想更进一步，那么继续完成下面的阶段：

5. 看看你能否对感受打开自己、打开心房，放下你与它之间的任何障碍，并且对身体上发生的感觉直接打开心灵。注意那开放性的感觉像是什么？

6. 对身体上的感觉打开心灵之后，将觉知放松，直接进入这些感觉的中央，与之合而为一。这好似在那里定居下来，使一向被你关闭的地方重新充满生气。带着觉知栖息在感受中，像是什么？

7. 当你允许这感受存在，对它开放，栖息其中，看看有无新的感受跑出来（像是如释重负、宁静、舒展、安稳、力量）。如果有，接受这新感受并对它打开心灵，注意你身体有何变化。这会帮助你的身体习惯它，整合这新经验。

肯定你自己

这是无条件的存在的简略练习，你可以在日常生活经验中应用。

在任意时刻，你只是去注意自己的经验，用觉知轻轻碰触它：“此时此地我正是这样，我害怕了……我跟自己过不去了……我与自己失联了……”，等等。

别试图操控或改善你的经验，相反，只是接触你的经验，像是用手指碰触电脑触摸式屏幕。用你的觉知接触你的经验，然后让它如实存在，顺其自然。如果你开始批判自己的经验，那么你就感知这批判：“是的，此刻我正在批判自己。是的，现在我很难接纳自己。”碰触它，然后让它去。你不需要为任何经验定义对错，它们只是当下的存在，并无所谓对错。

你也可以做稍稍不同的练习：对自己当下的经验开放，被它碰触，而非主动碰触它。让经验碰触你，然后让它去，顺其自然，这可能会更进一步地软化你当下的经验。

友善地谅解自己

本练习助你放下对自己的怨气。

1. 回想一个你让自己沮丧、跟自己过不去、批判自己、恨自己的事。

2. 看看你对自己有什么怨气？

3. 注意你紧抱怨气时是什么感觉？它怎样影响你的神经系统？（举例来说，它会让你感到焦虑、紧缩、压抑或沮丧吗？）

4. 想一想你批判的问题是如何从没有被爱的体验一步步发展而来。

5. 认识了上面一点，看看你能否在友善的谅解中拥抱你所批判的事，好似你是一个睿智、全知、慈悲的父母、老师或朋友。

6. 这个睿智的人会对你说哪些谅解的话？

7. 这些话给你什么影响？

8. 最后，看看在非批判意识的开放空间下，拥抱对自己的批判是什么感觉？

慈心

我在此附上两则慈心的练习，其中需要你在冥想的心境下默默地对自己说一些话。这些话并非用作自我暗示或正面肯定，其目的并不在于虚构、捏造或激励慈心，而在于引起你内心的共鸣，引导你探索一再重复这些话是什么感觉。

一开始，安静地坐下来，呼吸几次。（如果你打坐，你可以在禅坐中纳入这项练习）默默地对自己说一些话，让这些话回荡在你内心，然后随它们去。你可以重复这些话，无论几次都可以。

慈心练习之一

第一段练习比较偏向心理学，它指向你内心受伤之处。尤其当你感觉到无爱的创伤，感到脆弱无助又痛苦时，这练习会非常有效。如果有帮助的话，你也可以直接向你心中受伤的孩子说这些话。

1. 愿我感到被爱。

2. 愿我知道我被爱拥抱。

3. 愿我知道爱是我的天性。

慈心练习之二

第二段练习比较偏向灵性，因为它鼓励你活在开放心灵的空间之中。入息时，吸到心轮，也就是胸部的中央，出息时，对自己默默地说出下面这些话。每一句话多说几次，再说下一句，都说完之后，安静地呼吸几次，让自己感觉它所唤起的一切。（这些句子摘自艾兹拉·贝达（Ezra Bayda）的绝佳著作《平常禅：活出真实的自己》〔*Being Zen：Bring Meditation to Life*〕，但做了少许修改。）

1. 愿我安住开放的心灵。

说完这个句子之后，感觉一下心中有什么，如果你感受到心的能量、开放或温暖，让自己经验那感觉；如果什么也感受不到，也顺其自然，再于出息时，对自己重复这句话。

2. 愿我注意到是什么遮蔽我的心灵。

说完之后，注意一下有什么在阻碍内心的开放，诸如不耐烦、恐惧、烦躁、冷漠、憎恶或批判。看看你能否将慈心的温暖延伸到这个心态上，好像让阳光碰触天空中的云层。别批判或试着去矫正任何心态。

3. 愿我此时此刻保持觉知，如实感受此刻的存在。

这是对你当下的经验做比较一般的鼓励，说完这个句子之后，仅仅去觉知自己现在有什么感受、见解、感情或念头，让它们都如实存在。

4. 愿所有众生的心灵都醒觉。

这个句子让你产生将慈心延伸到所有众生的想法，而爱众生则意味着希望他们的心灵都醒觉起来，得以拥有一颗开放的心灵——真正的宁静和喜悦的源头。你可以先观想一个亲近的人，希望他这样，然后延伸到所有众生，尤其是那些痛苦、失落、与自己失联的人，如果你愿意，还可以观想世界上某一群正在受苦或正在用攻击来出气的人。

5. 愿我安住开放的心灵。

再重复第一个句子，然后结束这练习。

第五章　圣洁的向往

你瞧，我要的很多，

也许我什么都要。

——里尔克

强烈的向往，

造就一切。

——迦比尔（Kabir）

肯定自己，做我们自己，对自己敞开心门——这些都可以点燃自爱的光芒，疗愈我们的主要创伤。然而要自无爱感解放出来，还需具备一个条件：我们必须能够让爱长驱直入。

但如果痛苦、不信任和恐惧已经重创我们爱人的心量，爱怎能进得来呢？所幸我们可以自一个简单明了的地方下手——

从我们想要而且需要爱开始。

这也许有些难度，因为我们可能甚至都不知道该如何对待需求本身，我们也许从幼年就学到：需要爱会带来危险。父母若表现冷漠，孩子就必须否认自己向往爱，因为受挫和渴望落空实在太痛苦；父母若过分干涉，孩子就必须说服自己不需要与人接触，方能塑造出专属于自己的独立生命。

这些早年的冲突导致大部分人在成长过程中，批判或否认自己需要爱。我们可能对渴望感到羞愧或害怕，因为我们将它和极度的脆弱、哀伤、匮乏联系在一起。而对某些人来说可能还存在另一种障碍，他们所接受的宗教教诫呵斥渴望是原始、兽性的象征，会使人万劫不复。虽然我们想要爱是不容否认的事实，但完全承认这渴望似乎又太危险了。我们不能不渴望，却又不想要这渴望。

如此一来，我们和渴望的关系就出问题了，我们老觉得它会毁了我们。因为我们不曾和需求建立良好关系，所以我们难以干脆、昂然地大声说出想要什么。事实上我们在自己和别人面前，都假装对渴望的东西满不在乎。

如果我们不对坦率而温柔的渴望爱的经验敞开心灵，就无法接受爱。若压抑或否定渴望，我们的开放本性就难以接收滋养，我们的饥渴只会更强烈。

只有跟我们的需求交上朋友，才会发现它本身是圣洁的。我们想要爱，因为我们的直觉知道，爱可以将我们从孤绝的牢狱中解救出来，让我们契入生命，和整个生命合而为一。需求有什么不好？

让渴望透明

我与夫妻咨谈时，常发现一方或双方无法将渴望表达清楚，甚至根本不知道自己想要什么。当我请他们讲清楚想要什么时，他们说出来的却往往是抱怨、质问、推诿、大道理。他们很容易说出另一半做错了什么或者没给他们什么，但到了要表达真正的渴望时，他们不是不确定，就是犹豫。

为什么抱怨、崩溃、命令或攻击比坦白表示他们想要什么容易？答案很简单：抱怨和质问形成一种防护盾，人可以躲在后面，但渴望让我们暴露出来。让别人看到我们多渴望他们的爱，意味着放下防卫，袒露出灵魂；如果我们的哨兵一直防卫着实际上并不存在的可恶之人，就更困难了。难怪我们不想暴露爱的渴望，专盯着他人不给我们所求的比较稳当。

朱莉和里克在结婚十二年、养了三个孩子之后，濒临离婚。里克主动要求试验分居期，他反复抱怨朱莉的心从不对他打开，朱莉则抱怨他没有对他俩的感情关系作出承诺。

朱莉承认她对任何人都打不开心门，因为从童年开始她便害怕遭弃，所以抱怨里克比向里克表示想让他接受她来得容易，尤其是里克现在一只脚已跨出了大门。当我问她在这份感情关系中，她最想要什么，她第一个反应是：

“我想知道里克可以作出承诺。”

“你可否说明这对你意味着什么？你想跟他有什么样的关系？”

“我不相信他真的对我好。”

她又抱怨了，我帮助她将此转换成一个她想要什么的陈述：“所以你想要他真的对你好。”

“是的。”

“你可否直接告诉他？”

朱莉转向里克，好一会儿坐着不动，既迟疑又焦虑，终于她说：“我希望你作出承诺。”但她的语气听起来像命令或要求，好像她在进行推理，而不是透明无隐地坦露自己真正的意向。

“你现在就想要吗？”我问她。

“噢，是啊。”她迟疑地说。

“真的吗？检查一下内心，看看此时此刻是不是想要。”

“是的，我想。”

“你可否让他知道？”

她又转向里克，停了一会儿，她直通通、飞快地说："我真的想感受到你与我同在。"由于她这次的话语引起较多共鸣。她说的时候确实感受到自己当下的渴望，于是这不再是要求，而是一个透明的愿望，想邀里克一起来。里克马上坐直，竖耳聆听，很显然被打动了。

我问他听到朱莉这一番话感觉如何，他说："很棒，我可以作出响应了。"他转向朱莉，说，"这让我觉得我真的想与你同在。"既然他很想透视朱莉的心，她的透明便邀请他、鼓励他做更多表示。

朱莉有些困惑，她不明白里克怎么突然对她作出如此温暖的响应，他已经很久没有这样表现了。我对她说："事情是这样的，当你说你想与他同在，你便出现在他面前，而他最想要的，正是感觉到你的心开放而透明，没有躲在抱怨的背后。"一旦她想要伴侣知道她是多么希望他出现，她本身也就出现了；一旦请求他与她同在，她便坦露出内心，毫无矫饰，因此他觉得可以与她接轨，这恰好是他最想要的事。

让伴侣相互承认并表露他们深深渴望被爱，往往需要一些工夫，但只要任何一方可以做到，不再责难或质问，双方都会立即感到如释重负。回到这简单的真相，并坦诚向对方表示："我真的很想感觉到你的爱。"这会减轻多大的负担啊！

接到这个信息的一方也可以获得轻松，因为他（她）不必再抵挡对方的抱怨或质问。而对善于倾听者来说，甚至还会有一种更深的慰藉：当伴侣透明无隐、毫无防卫地表露他们的渴望，即在让对方看到他们，而且提供了一个入口，让接触发生。那些不假修饰告知真相的时刻展现了伴侣的美，使你找回当初爱上对方的感觉。

我在一群学员中间处理夫妻关系时，经常看到这种触电时刻的发生。夫妻一方不过是在表达自己最想要什么，但在座的所有人都会立即凝神注意那人，每一个人不用多想就会感同身受。

我们有必要了解这其中的原则，因为这不仅让我们能够接收来自人类的爱，还能够接收从源头流出的绝对之爱。最重要的就是透明——通过袒露对爱与契入的深切渴望而来，它使我们能够被渗透，敞开爱进入的通道。

渴望的光谱

我们一旦感受到爱之渴望的全部力量，当然会觉得不安稳、被淹没、被颠覆。然而我们必须了解，渴望本身的力量并没有这么大，只是因为它会黏住一个对象，让我们觉得非拥有不可，才变得那么有颠覆性。这种对外界对象的固着，这种魂牵梦萦，卸除了人的权利，使之被奴役。

渴望的本质是发光发热，它是身体的极度兴奋，是想要探伸出去，接触、契入周围的生命。可是当它散发光热时，它通常会黏在某事或某人身上——犹如吸盘挂钩固定在一个物体上。生命力黏着在外在事物上，使我们苦恼不安。

我们连自己生命中的大事都没办法掌控，遑论对其他人。我们不能决定他们怎样响应我们，或他们希望我们反过来回报多少，所以当我们的需求黏在其他人或其行为上，我们就得仰人鼻息——他们的心血来潮或突发奇想都会牵制我们的情绪。我们觉得无助，内心不安地狂转，一直努力想知道如何让他们满足我们的所需。

同时，黏着他人，就是把自己从内在生命抽出去，我们无法契入自己的安身立命之处和生命中枢，因此产生强烈的无力感和失落感。难怪很多人就此关闭了他们全部的渴望和需要。

渴望的这种上瘾特质——生命力被拴在一个外在对象上——是许多宗教教法都警示过的。这种令人难以忍受的逼迫感，就是佛陀指出的："渴爱为苦因。"[1]

很多年来，我对佛陀这句陈述甚为不解。我当然可以了解，

---

[1] 佛法中遍见此类教示。譬如《杂阿含经》第九〇五经："当知众生种种苦生，彼一切皆以欲为本。"苦为世间现况，推及其因，不外欲贪。这是略说四圣谛的前二谛——苦、集之间的因果关系。——译注

对执迷的对象多有依赖会引发痛苦的迷恋和瘾头，但我总觉得在这种理解中好像少了什么，因为渴望显然也含有真正的力量和智慧，它可以移山填海，最终驱策我们和生命做亲密接触，迈往我们想去的方向。我并不想放弃热情地坠入情网的机会，或和所爱之人感觉有深度联系。我发现，如果直接经验渴望的纯然能量，而不强求满足，渴望自然会散发光耀和美，它是生命之精华。

我花了好多年才弄清楚这看起来矛盾的陈述，并了解到渴望何以既可以是无尽的痛苦，又可以是伟大的喜悦。关键在于渴望有一整套不同形式的光谱——从粗糙到微细，从狂热到崇高，视其有多执著外在对象或预期固定结果而定。

光谱的一端是最粗糙的渴望——佛陀称为贪爱（craving），当它以胁迫要求或最后通牒的形式出现，可以非常具有毁灭性：“照我想要的做，否则……我就离开你……我就惩罚你……我们会把你轰回老家。”比较礼貌的贪爱形式是充满压力的恳求：“请给我这个，求求你，求求你，求求你。”

比较不极端的，是寻常的渴望——仅仅想要或要求某事。[1]虽然不如最后通牒、质问、恳求那样有胁迫性，但若期盼或需求一个固定、预设的成果，也会造成压力和紧张，因为这超出

[1] 渴望和要求是近亲，要求是直接、比较强烈的渴望。——原注

了我们的控制。

在光谱较精妙的一头，当渴望不再是吸盘挂钩，只许一种特定结果出现，它可以让人感到热情的生命力和纯然的喜悦，这是东方密宗传统的奥妙之处。与你想要结交的人交朋友的关键，是将注意力集中于渴望本身的能量，而不是去控制渴望的对象或从中压榨满足感。

当你陷于赤裸裸的需要、情欲、贪爱、迷恋的掌握，你可以试着将注意力从渴望对象转向渴望本身，把它视为身体上的一种感受，然后你可以试着用前两章所讲述的无条件的存在会晤它。注意那强烈的饥渴和热情怎样在你身体中游走，对它打开心灵，将你的觉知聚焦其中。驾驭这个能量，有如冲浪者学着站在滔天巨浪上，你和浪头的力量合而为一，感到喜悦。

如果驾驭欲求像冲浪，被渴望带得团团转便如同被波浪抛来掷去。这是一个细微但重要的差异，就好像是有意识的痛苦和无意识的痛苦之间的差别。虽然无论有意识与否，你面对的都是同样的能量，但在有意识的情况下，带着觉知进入经验，它就不会淹没你，不会踢开你脚下的基石，让你东倒西歪。这样你对渴望便有了有意识且刻意的经验，并能体验到渴望如何在体内流动。

从渴望纯然的能量中，你可能会发现其微细本质是散发光热的生命力，这给人的感觉也许是热情、有力、放电，或柔软、精致、甜蜜。渴望向外攀附，会产生攫取和紧张；向内的渴望却使你和身体的生命中枢保持同一脉动。

一旦你可以乘着渴望的浪头，它就自然而然消退，你会发现比这起伏的能量更深的东西。就像海洋深处的清澈平静，潜伏在汹涌的浪涛之下，内心对契合的纯洁向往也潜伏在我们的热情之下。这种向往有它自己的智慧，因为你的直觉知道，经由深度的接触——和自己、和他人、和生命本身，你才会成长、丰盈。

甚至在佛陀高深的教义中，也承认渴望是清净的。渴望清净得像火一样：它只是熊熊燃烧的能量，本来无害，只有处理不当，才会具有毁灭性。[1] 如果我们可以从中发现深刻的向往，它可以带来内在的融化，开放我们的心量，让爱完全进到我们心中。

可爱之人和圣洁之你

一旦我们被贪爱牵着团团转，以为某人就是最终带给我们全然满足的那个人，我们就会将可爱之人的形象投射到那人身

---

[1] 举例来说，《维摩诘经》曰："但除其病而不除法，为断病本而教导之。何谓病本？谓有攀缘。"渴求本身（法）不见得是问题，譬如说佛教徒的善法欲也是一种修行的动力，问题在于依附在渴求之上的攀缘执著（病）。——译注

上。如果说可恶之人因不能满足我们的需要所以可恨，那么可爱之人就是我们所想象的恰如其分地爱着我们、使一切顺利的人。可恶之人的形象被恐惧着色，被过去的伤害和失望所形塑；可爱之人的形象被希望着色，被完美之爱的向往所形塑。若另一个人感到我们将这膨胀的形象投射到他们身上，他们往往会蜷缩起来，因为他们知道自己不可能满足我们的需求。

流行爱情歌曲充斥着如对神一般的心理投射："你是一切，一切是你。""如果活着没有你，我就活不下去。""你是我的阳光，我唯一的阳光。"

但花点时间想一下，若有一个人是你的一切、你唯一阳光的来源、你整个生存唯一的基础，跟他日夜相守，是什么滋味？你会处于著名的苏菲故事中的情人马吉农（Majnun）的处境，他为所爱的莱拉（Layla）发疯[1]，喊着："我顺从地跟随我所爱之人，她拥有我的灵魂。"以现代用语表达，这就是自弃、依赖、情感耽溺。马吉农将灵魂交给莱拉，他便不再能契入自

[1] 莱拉（意为夜晚）和马吉农（意为疯子）的故事，原是一个回教传奇。他俩相爱却无法结合，历经险阻，故事以悲剧告终，马吉农为爱疯狂。无数作家、戏剧家、诗人以其为灵感原型，其中最著名的当属出生于阿塞拜疆的12世纪诗人尼扎米·甘伽维（Nizami Ganjavi，1141—1209），他创作的叙事诗至今仍被当作伊斯兰教文学经典研究，其作品只有两部被翻译到西方世界，第一部就是《莱拉和马吉农的故事》。——译注

己的生命中枢。

但是我必须承认，即使我在理智上了解，我内在还是有一块地方与这些感情起共鸣，并对这些爱情歌曲中的柔情万种反应强烈。而且我一直喜爱莱拉和马吉农，以及类似的故事。这究竟意味着我是个无可救药的浪漫派，不能自拔地梦想着理想情人能给我无所缺憾的满足，抚平我所有的忧虑，还是在“你是一切，一切是你”的多情之下其实包含着更深藏的真相？

最近我找出此生写给不同女子的情诗，它们横跨三十五年。虽然这些女子在我心中都非常不同，每一位都有她特殊的美丽与创伤，但我注意到每一首诗中的热情和渴望，其实都指向一个而且是同一个独特的“你”。

其中一首，使用第一场季雨后干涸河床暴涨的隐喻，最后一行写道：“我生命之河向你奔流。”直到如今，我仍然能够毫无困难地与那一行诗产生共鸣，甜蜜地臣服于那如地心引力的拉力，它拉向“你”——独特的“你”，“你”光耀的生命激起我的惊叹和礼赞。

这磁性拉力究竟是什么？如果我以为另一个人拥有我所没有、我愿倾一切代价去拥有的神奇力量或魔法，那我就陷于无法自拔之地，因为我将会一天到晚魂牵梦萦这个可爱之人可以赐予我什么。但如果我反观自照，我会看出我所爱之人对我的影响：一如聆听一段精致的音乐，它带我进入一个新鲜、未知的空间，在其中可以品尝灵魂的深度。被一段贝多芬庄严的曲子打动之后，我也许会决定每天听贝多芬的曲子，但这并不全然是贝多芬的关系，是的，贝多芬很迷人，像我所爱的人，但真正的影响力和魔力其实来自我内心的波澜。

热情和向往，是我对圣洁之“你”的反应，这个“你”可能以情人、薄暮山色或者《月光奏鸣曲》(*Moonlight Sonata*)的形式出现，让我一探自己生命存在的奥秘。我在一次痛苦的伤心事之后写了一首诗：

你，我之所欲，是谁？
你，仅是名字标签——
只因甚深广大的生命无所不在，
同时也在内心。

这便是鲁米宣告“我所爱的人无所不在”的意思，我所爱的“你”无所不在：在缤纷的雪花里，在情人眼眸流露出的内在光芒里，在生命中枢泉涌而出的美妙热情的波浪里。

如此，浪漫流行歌曲中的情感，就与灵性传统中那些伟大祈祷诗的情感同生一源。用传统宗教术语来说，这是灵魂在渴望上帝。毕竟，只有对上帝或者神秘的万物之源，我们才可以真正唱出："你是一切，一切是你。"只有对绝对之爱，我们才可以理直气壮地宣告："你是我的阳光,我唯一的阳光。"以及"如果活着没有你，我就活不下去"。我们对爱之源头的向往，像鹿渴了要喝水一样自然，一如《圣经·诗篇》(*Psalmbook*)中的美丽诗句："神啊，我的心切慕你，如鹿切慕溪水"。

许多神秘主义者和圣人发现，喝下自内心核心流出的灵性泉源，最能满足对神的渴望。一些灵性传统，如苏菲主义，视向往为直通绝对之爱的渠道，因为它使内心湿润。伟大的苏菲神秘主义者伊本·阿拉比（Ibn al-Arabi）呼喊："噢，真主，滋养我，别用爱，用爱的向往。"他认识到内心深刻的向往本身就很滋养，因为它唤醒心，直接唤醒我们内心最鲜活的力量。

同样，鲁米唱道：

> 听听小狗叫唤主人，
> 那叫唤就是契合。

鲁米告诉我们：从内心深处涌出的向往，不只是对外在满足的需求，而且直接连结上我们的"主人"——每个人自己内心深处的丰盈，藏族称之为实现愿望的宝石。用印度老师尼萨伽达塔的话说：“欲求是奉献……对实相，对无限，对永恒的生命之心的奉献。”因此，“渴望没有错，错的（只是）它的狭隘和小气”。[1] 有趣的是，藏语中的“奉献”一词由两部分组成：向往和谦卑。向往像罗盘的指针，根据磁场指点我们爱的源头；谦卑是开放本性，邀请爱流进来。

无限的热情

在人我关系中最令人气馁的，就是我们向他人需索的比他人给予的多。即使你努力赢得了你想要的对象，你永远也不会完全满意他或她，对吧？你希望所爱之人更美、更性感、步调与你更一致、更体贴、更善于回应、更……但你也许最终会得出结论：“算了吧，也许他（她）终究不是我的真命天子”。即使你最后认定某人就是那位了，他或她也不会各方面都合你意。

这真是奇怪又有趣吧？你被某人吸引，你求爱，你追到手了，你们发生性关系，也许最后你们结婚了，但不知怎的，这里面没有一件事能够终结你的向往。你的热情告诉你还想要更多。然后你试着要小孩，也许这可以满足你的渴望吧！或者你试着将婚姻伴侣改头换面，以为这样他或她也许终会

[1] 参看尼萨伽达塔：《我是任何一切》。——原注

令你满意，结果却制造了更多的问题，于是你也许试着去性协调工作坊或者做婚姻咨商。然而不管获得多少改善，你想要更多更好的渴望从未消失。

但这完全不是问题！想要更多并没有什么不对。你所爱的人没能满足你的渴望，也没有什么不对。你只有在认识我们渴望的真正对象之后，方能与无限的热情和平相处。

若专注于一个人，渴求永远不会得到完全满足，因为所爱之人鼓动我们的热情，让我们的渴求超过这位有限之人。克尔恺郭尔称此为“无限的热情”（infinite passion）或“追求无限而产生的热情”（passion for the infinite）。

其他动物处于有限境界中，只需要满足基本需求；但人类的意识处于无限的境界，我们可以在有限事物的美中发现更大的美，其光芒透过有限事物照耀出来。我们想要更多的向往，是从我们内在的无限境界——无边的开放和爱——生起的。我所爱的绝不止于这一位女子，而是她身上显示、流露出的比她更广大的美，它点燃我心中广阔的开放本性，让我接触到自身内在的美。如果对这一点没有理解，任何关于人类之爱的理论都不会完整。

你的向往是圣洁的，因为当内心有所向往，就会与无限的天赋连接。你若能对向往的能量打开心门，将可超越粗糙的贪爱和执著。经由你的向往——那种如果生命没有真爱，你就活不下去的感觉——你将转向爱，面向它那充满生机的源头。

追根究底，你想要的是你自己——不是那个萎缩、肤浅的你，而是你最真实、最鲜活的内在。你想要感觉到自己生命力的原汁原味。

当然，我们常常会想象一个全新的、更美的情人作为我们生命力的来源，这是可以理解的。尤其是当某个特别的人在场或者仅仅是想到他或她时，我们就被引燃兴趣或感到十分愉悦，这都没问题。“你是我的阳光”的诗句也没问题。无论写热情的诗给所爱之人或圣洁之你（Thou），还是感官被引燃，都是很愉悦的。

但如果我们不想变成奴隶、耗尽元气、遭遇失望、如噩梦初醒，我们最好别对这些太认真。我们必须对热情有更多的觉知，这意味着完美的梦中情人——引导我们进入无限的美与喜悦的人——只有当我们每一刻都臣服于生命的本质和开放的存在，才会出现。了然于此，我们才可以从对他人或人我关系的上瘾症中解放出来。有意识的热情意味着亲身经验渴望的能量，以此作为我们自己的生命能源，并且学着在发光发热的生命力上乘风破浪。

印度老师普伽（Sri Poonja）睿智地说：“对自由的渴望从

自由本身而来。”他这里所说的渴望，是指神圣的向往——一种想契入你真实本质的深刻愿望。的确，你只可能想要你尝过滋味的东西。如果不知道橙子是什么滋味，你不可能想要橙子；只有知道了自由像什么，你才会渴望自由。[1]

同样，我们向往完美之爱，因为我们尝过它的滋味。既然我们在外界遍寻不着，于是我们知道完美之爱只可能从我们内心深处来，从人心中的完美之爱本身来。

好像有整座神殿的神祇锁在我们里面，藏在我们深深的生命中，有爱之神，有美之神，有真理之神，有智慧之神。如果我们心无旁骛地倾听，依稀可以听到他们在召唤我们，他们想要加入我们，给我们一切。然而我们背离他们太久了，很难听到他们微弱的呼声，但我们在自己渴望的呼声中，听得见他们的召唤。

在不完美的人我关系中寻觅完美之爱，一定令我们气馁，因为走错了方向。既然对完美之爱的渴望，是从完美之爱本身来的，我们只需一路跟随这渴望的金线找到它的源头。对热情和向往打开心灵，我们便准备好神祇的造访了。

---

[1] 见大卫·高曼（David Godman）编：《印度大师普伽》（*The Indian Teacher Sri Poonja*），科罗拉多州，博得：Acadhuta 基金会，1993，第 72 页。——原注

敞开自己来接纳

做一个实用性强的小结：从简单处下手！换句话说，从你向往被爱或者你想在一些人我关系中得到更多入手。也许你想要你的伴侣更了解你，也许你想要有人欣赏你的美或看到真实的你，也许你想要跟某人更契合，也许你向往快乐、自在和安宁，也许你想要更协调的性关系，就从这里入手。

然后逐渐将你的注意力从你想得到的对象转移到“渴望”或“需要”本身。渴望在身体上引起的是什么感觉？起初好像需要一点点努力和意愿才能将注意力转向身体经验，关键在于当渴望或向往在你身体里振动时，你要去感觉它本身。也许你以前对此从未注意过。你应该特别注意生命中枢——腹部肚脐正下方，花些时间去进入那里的感觉。

当你感觉自己进入对爱和契合的向往，注意这向往将使你接触到什么。别用理性心来想，仅仅注视并感觉它，你可能感到一些温暖或柔软，一些舒展或饱满，或者身体活回来的刺痛感。一位在我工作坊的学员形容它带来的感觉是“我的心敞得愈来愈开”。

有时候，向往也带来甜蜜的悲伤。因为知道自己历经过那么久的分离和失联之后，我们会感到一种灵魂的悲伤。那是一种湿润的悲伤，可以软化心周围的防卫盾牌；那是一种净化的悲伤，可以清理土地，准备新生命的萌芽；那是怨气融化成悲伤的经验，鲁米称之为“神秘之杯”，因为它使我们成为一个盛器，开着口，准备承接：

从悲伤中呼唤，
领你走向和谐。
你纯洁的悲伤，
欲助一臂之力的，
乃神秘之杯。

无论是否伴有这灵魂的悲伤，只要直接对向往的感觉打开心灵，你就会更柔软、更具接纳性，当它带你进入你的身体、你的生命中枢和你的心，你可能会发现，爱并没有离得那么远，也许它早就悄悄进来了。

爱也渴望你

对你的向往打开心门，会展现出你最精妙的渴望：祈祷。正如向往是比贪爱精妙的一种渴望，祈祷更精妙了。这是和最真实之物——从所有祝福流出来的开放和温暖——的纯洁契合。

希望成为一个有爱之人的纯洁愿望，是活在心里的永恒祈祷，这祈祷也藏在我们对来自他人之爱的渴求中。渴望被爱，就是渴望爱向你走来。事实是，宇宙中的大爱永远在向我们走来，像太阳的光芒一般照耀在我们身上。无数的人曾因为在最艰难甚至最恐怖的境遇下找到善意和祝福，而发觉这个真相。关键就在于让爱向我们走来，这就是鲁米所谓“要发现所爱之人，必先成为被爱之人”的意思。我们开门让爱进来，就可以变成被爱之人。

从小处说，这就是朱莉向里克表示她多想要他时发生的事情。她在悲伤中的呼唤，领她走向和谐。她甚至不知道自己做了什么，她让向往的感觉走近自己，并且发现了它，这时爱就进来了。在这一刻，朱莉和里克都没有太多选择。

朱莉并没有决定要暴露自己，但是她惯用的防卫烟消云散了，像斗篷滑下肩头，毫无掩饰。里克直视站在跟前的她，他也没有决定要这样响应，但是他情不自禁。当她不再掉转头，他的心自然回应了所爱之人，云层散开了，纯粹之爱的光束毫不迟疑地照在他身上——至少是在那个片刻。

圣洁的向往邀请爱进入我们的神秘之杯，在这种意义上，我们可以说由衷地接受比给予更神圣——因为它需要我们谦卑、融化、开放，放弃控制。当这伟大的力量用生命注满我们，我们便完全对爱开放了。

你一旦成为神秘之杯，就不再只是你渴望着爱了，你会发觉爱也渴望你，它早在那里等着你让它进来。一旦你自然流露出圣洁的向往，就会像鲁米说的那样：“不可思议的生命冲过来助一臂之力。”

练习

辨识接纳爱的障碍

这个练习以重复提问助你了解是什么阻挡你接受爱，像其他重复提问的练习一样，最好两人一起做。如果没有同伴，你可以反问自己，然后停下来观想一下，接着大声作答，或写下笔记。

1. 一个人问：对爱开放，让爱长驱直入，有什么可怕？另一个人检视内心，以一两个句子作答。然后问者再问，答者再答，练习中没有其他对话。此一过程持续五至十分钟。

2. 问者与答者交换角色。

3. 你一旦辨识出自己深深害怕让爱进来，那么看看能否在慈心的空间中将那种恐惧拥抱起来，能否成为那个能在温暖和开放中拥抱恐惧的觉知空间。

对爱的向往打开心灵

这个练习旨在助你经验向往的能量，以打开你的接纳能力。

1. 注意你此刻与爱隔绝的感觉。

2. 这与爱分离的感觉在你身体中造成什么影响?

3. 注意在这分隔的感觉中是否有想更契入爱的向往?

4. 现在转向内在的向往，让自己直接感觉它。

5. 对向往的能量打开心灵，视其为身体上的一种经验，舍弃所有对外在事物的注意或想实现这向往的念头。与深深想要爱的能量同在，让这向往碰触你。

6. 当你对这向往打开心灵时会发生什么？你有什么体验?

第六章　爱让你自由

爱永远爱你。

——H. W. L. 普伽

直接体验完美之爱，是我们的天赋人权；成为它流过的通道，是我们的特权。一旦了然于此，我们便可以看出：试图经由努力、外貌、成就去赚取爱是多么愚蠢！我们通过这些手段固然不难赢得认可、赞美或奖励，却赢不到拥抱我们真实面目的爱、让我们自由的爱、点亮世界的爱。与其努力赢取爱，毋宁让爱完全进入我们的内心。

爱怎样才能深入我们的内心，让我们不再怀疑自己被全然爱着？

绝对之爱，此地此时

我想提供一个简单有效的方法，让我们直接契入永不枯竭且时刻存在的绝对之爱，我不确定该称它为修习、发愿，还是祈祷。无论你称它什么，其实质就是通过启动你内心早已存在的向往，将你的经验转向爱的当下存在，如前一章所述的那样。请勿用理性心引导这个过程，或太过注意下述内容；最好在你能够安顿下来、让心放松的时候做这项练习。

这个练习会帮助你打开身体的接收通道，开始去经验一直存在的绝对之爱。以下的建议只是指导方针，我认为对我自己以及与我咨谈的人非常有用，一开始你可以照章行事，而后可根据效果自行调整。

1. 安顿你的身体

头几分钟先静静坐着，让身体安顿下来，若你喜欢，平躺也无妨。首先停止心念活动，专注于身体，你可以做几次深呼吸，去感受身体各部分活生生的感觉。去感觉腹部的生命中枢，在肚脐下三指宽处，这是你可以与大地产生最完整契合感之处，将空气深深吸入腹部，把自己安顿在这里。去感觉心灵中枢，在胸部中央，由于其柔软、温暖、慈悲，它是你与人性能产生最完整契合感之处。接着去感觉顶轮，在头顶后方，这是天堂中心，引你朝向无限之处。感觉这三个中枢怎样在你身体里排成一直线。

2. 承认你与爱分离

然后转移你的注意力，想想你在现实生活中与爱隔绝或分离的感觉，并承认其存在。你可以回忆一个人，你一直觉得他（她）爱你不如你希望的那样多，或者你也可以泛泛地忆想生命里那种缺爱的感觉。接着再花一点时间，体会一下身体对这种爱的匮乏有怎样的感受，可能会是虚无、空洞、死寂、孤独或恐惧。直接感受它，这很重要，因为缺爱感可以启动对爱的向往，尽量密切注意身体的感受，不要让思绪编故事。

3. 感觉你向往的能量

一旦你感到与爱分离，便会生起一种冲动，想要做点什么来弥补，毕竟我们早就发展出各种赢取爱、羡慕或认可的策略，用以消解分离的感觉。我们也许会试图证明自己，或去取悦、引诱、打动别人；我们也许会抱怨、要求，甚至愠怒，希望别人跟我们亦步亦趋。如果此刻有任何这些冲动生起，仅仅注意它，再回到与爱分离的感觉，而不要采取什么行动。

注视分离的感觉，注意当中是否有一份向往，想与爱更契合。承认自己是多么想经验清净纯粹的爱，多么想被看见、了解、欣赏和接纳——简言之，就是被爱拥抱，以真实面目被爱。

接着，向这愿望或向往的清净能量打开心门，别试图从任何特定的人得到什么特定事物。只去感觉向往的能量，让注意力停留在身体感受上。去感觉内心本然的渴望——想要安住在大爱中的渴望，这种向往是圣洁的，因为它是进入真理的门，而真理就是，你的心是开放的通道，爱本当在其中流动。

4. 打开心轮和顶轮

看看你能否感受到胸部中央心轮内的向往，让向往的能量充满整个胸部，然后让自己越来越深地进入这股能量。当向往的能量翻腾时，你会注意到内心似乎打开并活了起来，头顶后方的顶轮变得柔软而具接纳性。去感觉心轮和顶轮的接纳性和开放性。

（如果你不易感觉心轮，不妨温柔地呼吸，当你呼吸或倾听内心，你可以感觉心轮是开放又充满能量的空间。你可将手放在胸部中央，来帮助自己感觉它，这时心中想着值得感谢的某人或某事。而如果你不易感觉顶轮，不妨去感觉它上方的空间，以及那空间和头顶的相接之处。）

5. 让自己接纳

注意向往中有一种想接受爱的渴望，去感觉并承认这个渴望，它实际上是在说："我想让你进入我。"

打开心灵接纳之际，看看是否有爱立即出现。但别去思考，或刻意寻找，而要以轻柔、精微的方式去感觉。现在有爱吗？

快要有了吗？别用理性心去想象和虚构，也别捏造，只须经验当时的情况。

如果你感受到那种温暖和爱的感觉，让它进入你。别刻意造作，只是让你的身体全然接纳，让你的毛孔饮下那股温暖，感觉身体的细胞像是沐浴在爱的境界中。

你会注意到爱不仅仅局限一隅，而是像轻柔的微风，拥抱、包围、渗透着你。让自己徜徉在大爱充满的空间，看看是什么感觉。不管开放、温暖、柔软的感受有多少，只须注意它在身体中流过或充满的感觉。

（也许你感觉不到爱的存在，因为你很可能并不感觉与爱分离或并不强烈地向往爱，果真如此，你可以温柔地对自己说下面的一个或几个句子，去体验它们有多真切。“我想要被爱。”“我想要被爱拥抱。”“我想要知道我被爱着。”“我想要爱进来。”别说得像自我提示或生硬的断言，而是要借此更真切地感觉到自己的深愿和祈祷。看看一边用言语叙述，一边感受其真义，对你有何影响。）

多和自己当下的经验相处！绝对之爱的境界是很微妙的，它通常不会以戏剧性的方式宣告驾临。它也许像是被温暖充满，被柔滑的浆液浸润或是被温柔地拥抱，它也可能像是在一大池温水中漂浮，或者像完全的放松和静止。

但你可能会发现你的心开始抗拒，或者被念头分了神；或者你不相信这种事会发生，你以为是自己编造了整件事。对这些心理游戏，仅仅注意到就行，别跟它缠斗。记住，“自我”已经养成抗拒爱的习惯，因为它怕融化，它不相信只要它一放下防御，爱就笃定出现，所以如果你在整个过程中遭遇顽抗，就仁慈而温柔地将这抗拒拥抱起来。

6. 让自己融化，让爱拥抱你

感受爱的存在，并放松，融入爱。与其去拥抱自己，不如让爱将你拥抱起来。模糊身体的界限，感觉一下融入这片温暖是什么感觉，注意这对你身体的影响，你要和这微妙的感觉同在。

你能否感觉到爱是一种温柔的存在，拥抱你，包围你，让你放松、放下？你不必撑起自己，让爱成为撑起你的基座。

我建议先尝试定时练习，比如当每天躺在床上的时候——早晨刚醒或晚上刚上床时。待你发现适合自己的方式后，可以很简短地进行练习，也许只需一两分钟就能从中得到养分和恢复。

我由于个人需要，发现了这种修习方法，当时我很惊讶，因为我可以感觉爱的境界是如此具体地进入并充满身体。这个经验非常微妙，比任何戏剧化事件都微妙，毕竟，这需要能对此时此地正在滋长自己的养分打开胸怀并邀请它进来。这种养分不是我能控制的，我只能持续保持开放，让它流进来。

随着练习的继续，一个深刻的转变发生了。我生出一种新的信任和轻松，因为我知道，只要我想要，随时可进入完美之爱。我的怨气减少了，寄望他人提供理想之爱的倾向也减少了。

起先我以为再也不会走上老路，到别人那里找寻爱，但我仍偶尔会滑回从前对人我关系的期望。然而，绝对之爱的练习至少让我知道还存在其他全新的路子，它犹如北极星一般指引着我，让我看到自己仍有待努力去摆脱更多的束缚。

我之所以提到这些，是不希望你因为在练习中有了新体会之后又自觉退步，而感到气馁。大部分成长都是“进两步，退一步”，倒退绝不意味着你对绝对之爱的经验只是错觉。

活在爱里

我工作坊中的许多人，一旦对绝对之爱打开心灵，便发觉自己最向往的爱竟唾手可得。一位男学员对此这样描述：“我很惊异地发现，如果我对爱的向往体会够深，那就像是感觉到爱本身。只要我一感到向往，爱立即就出现了，我被一种温暖和流动的感觉充满。”他的发现和《圣经》的文句是一致的：“你们祈求，就给你们；寻找，就寻见；叩门，就给你们开门。”[1]

[1] 《新约·马太福音》第七章第七节。——译注

在这里，祈求指有意识地经验内心真正的向往，如此可以开启一个畅然无阻的通道，邀请绝对之爱进门。

人们会以不同的方式经历绝对之爱。一位女子感到它是“一种广阔性，不见得温暖，但广大”，她感觉的是绝对之爱的开放维度，这不见得具有人类相互接触时的那种温暖而实在的感觉。另一位女子经验到“美丽的甜蜜洒在我身上”；又一位女子感觉到“强烈的光芒和温暖的喜悦”；还有一位说自己起初在寻觅一种狂喜，结果却发现爱的存在“非常单纯，并没有很多情绪，颇为清晰和中性，同时还有平静的感觉，好像被水托起”。

一位男子说：“当我这样敞开心灵，爱不是来自何方也不是要去向何处，它根本没有方向——只是简单、开放的境界。”另一位男子说：“爱是一种饱满，使我更生气蓬勃。”还有一位形容爱是“被人了解的强烈感受，好像能够消解不被了解的怨气”。此外还有一些字眼也被人们用来描绘爱的涌入：“柔软”、“静止”、“发光发热”、“含纳一切”、“充满能量”、“赋予生命”、“着陆”、“平静”。

一位女子形容她的发现是多么好笑：“真是笑话：我向来对爱饥渴，可是爱居然一直在我这里，简直让人不敢相信！我以为自己缺少爱，必须从别人那儿压榨，为此历经了难以置信的痛苦！但我现在看到，只消调准我的接收器，爱就出现了，好像爱随时准备响应：‘我一直在这边等着你面向我，让我听得到你的呼唤。’”

就像鱼看不见周身的水，我们也辨识不出包围着、拥着我们的满满的爱之海洋。虽然爱就在内心和四周，但对我们来说它好像水一样清澈和透明，我们常常视而不见。因此，我们终其一生在努力赢取爱，却不知大爱就在左右，俯拾皆是；我们一直在努力支撑自己，却不知道爱始终是支持我们整个生命存在的基座；我们一直努力证明自己值得爱，却昧于知悉我们的天性早已是既可爱又值得爱的。

只要你还紧抱着童年的印象，觉得没被爱过，那么无论别人多爱你，都永远不够。创伤像身上的一个洞，不管别人向洞里倾注多少爱，都会从底部漏出去，而你一直盯着没得到的爱，却看不见已经得到的爱。所以练习聆听绝对之爱是很重要的，它可以将你从对爱关闭这种毫无益处的挣扎中拉出来。

一旦你坦白自己的饥渴，爱的河水便找到流向你的入口。起初爱看起来是从外界流向你，而只要你让微妙的爱进入，就无法再说：我在此，爱在彼，各不相属。你与爱其实没有分离。

知道自己被爱（you are loved)，等于知道自己是爱（you are love)。当你放下防御，让爱倾注自己，你和爱便融合为一，如一片在河中结起的冰又渐渐融回河水。冰从未与河水分离，同样，僵冻的心也只是暂时与我们的爱之天性失去了联系。

融入爱，是灵魂一直渴望的，它带来的慰藉远胜于成长对童年痛苦的淡化，它能够疗愈与爱分离的普世精神创伤。

无论我们是否自知，这就是我们在对完美伴侣的幻想中找寻的——有这么一个人，在他（她）怀里我们可以完全放下、放松。毕竟，还有什么比这个更令人兴奋？我们就是不由自主要找寻完美之爱，因为它会助我们融入温暖舒展的开放本性。“要找到所爱之人，你必须先成为所爱之人。”这意味着我们要与一直爱着我们的爱合而为一。

神学传统形容这是成为“神之所爱”或“神之子”，一首圣诗这样写：

请降临，吾爱，
愿你来寻求我灵。

非神学传统如佛教，则有不同的陈述：“你的心与十方三世佛的智慧和慈悲合而为一。”但无论属什么语言或信仰，历代的圣徒和圣人往往都散发着大爱和慈悲，因为他们的心和涵泳于其中的大爱是一。成为所爱之人，就是再也不会与爱分离。

自我防卫是我们足下的地板，我们若不相信爱会拥抱我们，就只得利用自我防卫来撑起自己。虽然自己铺造的地板能够给予安全感，但也让我们跟生命中更广大的开阔地带相分离。若要让爱进入，我们必须动手开启地板之间的空间，如此，爱的温暖方能升起，包围我们。

人我关系的劳作与享用

假设你接到一个电话，通知你中了一百万元乐透彩奖金，那么即使不久之后你走到室外，发现有人偷了你的车，你大概也不会太放在心上。同样，一旦你可以直接体验大爱，你对人类之爱当中的挫折和沮丧就会有不同的态度。你不会再那么依赖家庭、朋友、情人的认可，毕竟，这些只是真实爱的贫乏代替品。然后你便可以站稳脚跟，敢于在人我关系中做你自己。只要你愈少出卖自己以赚取爱，你就愈少憎恨。

工作坊的学员发现自己体验到爱的来源之后，有时会问：“如果可以对大爱打开心灵，好像不再那么需要别人了，这会不会贬低亲密关系的价值或完全疏忽亲密关系呢？”这并不是个穷极无聊的问题，今天很多人年纪渐长，却选择独居，还有一些人认定人我关系极其麻烦，会使他们求道分心，或影响他们精神上的安宁自在。

需要别人是个不太容易理清的议题。[1] 虽然直接体验爱的来源可以减少情绪化的需要，但这并不能替代人与人之间的温暖和契合。本书着重讨论如何疗愈我们自己——将我们自己带回我们受伤并关闭的所在，但要知道，健康的人我关系也可以在疗愈中发挥重要作用，有益的人际关系有如心理治疗。与灵修老师的契合，与朋友、情人深刻的灵犀相通，都能使我们有所改善，使我们打开心胸，让爱流过。

即使人我关系得以这样起作用，我们还需记得，真实的滋养、成长、舒展只可能在我们内心发生——在那学着软化和打开防卫的内心发生。仰赖别人填补我们的空洞或永远配合我们的热情，只会让我们与内心的美与力的源泉切断联系。

直接体验绝对之爱，并不是要脱离人际关系；相反，我们

[1] 一些灵修老师说，情绪化的需要是妄念——因为我们需要的所有宁静和平衡，都已在内心中，在最根本的本性中；大部分心理治疗师则认为，我们不由自主需要他人，而努力超越需要则是一种否认和抑制，会降低我们的生命力和人情味。

两种观点都含有真理。我们每一个人多多少少都需要别人，其程度视我们的成熟度和内心成长状况而定。处在成长连续体一端的是婴儿，他们一切都需要仰赖他人；另一端则是开悟的圣者，他们完全无须依靠他人，因为他们已然明白如何与万物的源头融合为一。在这两端之间，我们大部分人仍有情感上的依赖，对人类的温情和契合也有需要——即便在一生的过程中，这种需要在程度大小上会有变化。因此实际的原则应是：“你一直需要仰赖他人，直到你不需仰赖他人那一刻为止。”（You need people until you don’t.）——原注

会以更广阔的境界和潜力，更完全地安住在人际关系之中。我愈不依赖所爱之人来填补自身的空洞，愈能真切看到对方的真实面目并显示出自己的真实面目，也愈能勇敢面对真正亲密关系的风险。当伴侣和我卸下企图从对方身上榨取完美之爱的这个只会令人沮丧的重负，并彼此接纳，我们可以用全新的视野来检视我们之间的关系：它就如同一个既需劳作又可享用的场所，双方在其中通过彼此间的影响获得成长和转化的机会。

人我关系的劳作

由本书前面章节看来，虽然我们是按照绝对之爱形塑而成，却不代表绝对之爱会完全体现在我们的人际关系当中。[1] 没有

[1] 千年以前，人类发现证悟和灵性觉醒的事实，这是伟大的发现。然而，虽然所有灵性体悟的伟大成就，都很美妙殊胜，却均未能开始转化这世界上人类关系的整体质量，它仍然被最黑暗的动机和情绪驱策。

实际上，灵性觉醒往往不能治愈爱的领域中那些深刻的创伤，也不能将现实转化为善巧的沟通或人与人之间的同心齐步，于是很多灵修高手——老师或学生都有——或者完全走出亲密关系，或者同样会遭遇类似一般人的人我关系的困难和问题。

普拉吉难帕老师认识到灵修与其在人我关系中的体现存在着落差，常常告诫打算师从他的学生“带一张你太太颁发的证书”。他知道婚姻是对一个人精神成长特别重要的试金石，因为在婚姻里，一个人会完全暴露所有的怪癖，所有所谓的弱点都会赤裸裸地显现出来，这就是它作为试验基础的原因。在独自的禅修中，对灵修有抱负的人会体悟完美并且感觉“噢，我很自在，噢，我可以感觉天人合一”，但在婚姻中，他可能会感到“每件事都如此难堪而

什么能比学着包容他人的差异和局限（尤其这会引爆我们的情绪热点），以及接纳他们，更能提升我们体现大爱的能力；没有什么能比人我关系更能显示我们的冷漠和关闭之处、接触有障碍之处、最感恐惧之处、拒绝现实之处；没有什么可以这么迅速地将我们的底层创伤带至表层，暴露出我们各种无爱和不值得爱的感觉。人际关系是最终的试金石，测试出我们疗愈了多少、整合了多少、灵性成熟了多少。

通常，我们会在人我关系中封闭自己，因为另一人的情绪创伤触痛了我们的情绪创伤，而我们无法忍受。举例来说，伴侣的愤怒，会引起我对遭拒的深层恐惧，如果我无法处理这种恐惧，我只好在她生气时封闭自己。所以在两人最难以相处的时刻，一定要与所爱之人开放以对。我必须用觉知和体谅拥抱自己的情绪引爆点，如果我可以处理自己的恐惧，我一定能处

充满挫折”，于是禅修者会发现，所谓体悟也只是在“肤浅的层次，并未渗透至内心，只是看起来很深。除非你被暴露的地方得到试炼，否则所有表面的成就都是虚假的”。

人类完整的精神发展伴随着两种成熟：觉醒——意味着发现并体认人的真实、绝对、基本的天性；以及个体化——意味着成为真实的人，能够做到真正接触、透明无隐、亲近他人。向绝对之爱打开心灵，可以认识到我们的本性就是爱，这是觉醒之路的部分；努力发展自觉的人我关系，是进化成一个真实的人——一个可以用亲密、梯己的方式体现爱的人——的方法，这是属于个体化部分的道路。——原注

理伴侣的愤怒。

疗愈爱的创伤并不意味着将它永远驱逐，而是意味着我们从创伤的影响下赢得一些自由。我们可以经由本书提出的理解和敞开的过程，找到这样的自由——让我们停下来想一想，我们在创伤被触痛时是什么心态，而不是径自发泄自发的情绪反应。每一次我对人关闭自己，都是一个机会，让我面对创伤，也检视内心关闭之处。愿意面对自己内心的闭锁，使我持续对自己和引发我痛苦的人打开心灵。通过学习接受我身上的最难以令自己接受的弱点，我得以获得勇气，能够面对伴侣的种种无可理喻之处，同时能够在她最需要时，给她真正的慈心和关怀。

如果伴侣可以和我一起谈谈引发情绪反应的伤处，会使我们在伤处被触发时保持清醒。以前，夫妇鲜有机会体验语言或心理上的妥协——这允许他们谈一谈在彼此内心挑起的复杂感觉，于是限制了彼此间的分享。如果夫妻对彼此在“爱人”和“被爱”方面的创伤有所觉知，一定能够加深感情，恢复活力，变得更加亲密。

若能和这些伤口——我内心被伴侣触痛的伤口，或者她内心被我触痛的伤口——和平相处，我便更能接纳自己和对方，这就是为什么有意识地处理心的创伤并不等于自恋式的自我耽溺，一旦与我们的伤处谋和，我们就可以在人际关系复杂的情绪变化中航行，并逐渐将更广泛的爱带向世间。

以这样的观点，我们可以开始看到并欣赏在不完美的、一团糟的人际关系中所隐含的完美和神圣的含义。学着驾驭相对之爱忽上忽下的浪头，我们会更有包容力，更善于谅解，更谦卑，更睿智，因此所有人我关系的风暴和试炼就将我们塑造成更畅通、更开放的通道，让无条件的爱（unconditional love）在其中流动。

真正爱的境界——我与你（you and me）真正的会晤——需要我尊重自己所有的经验，同时也尊重你所有的经验：不否定你我任何的经验，不否定彼此的差异，即使这个差异使我感受不堪负荷的孤寂，使我尝到无法与你共享这世界的失落，我仍然尊重这份差异。同时也要允许对人我接触的向往不断重生，一次又一次，就像从我漾出的圈圈涟漪——它伸出手，张开臂，去接触和品尝这份引我向你、向神圣、向光耀的无可名状的喜悦。

人我关系的享用

我们直接从绝对之爱的源头接收的爱固然极美，但不能因此贬低分享其人性化表达所具有的特殊喜悦和意义，比如从一笑、一瞥，以及从心与心之间、手与手之间的接触所迸发出来的火花。的确，亲密而梯己的爱绝不是绝对之爱苍白的倒影，而是绝对之爱进一步的体现。在绝对的源头那里，到底没有可以注视的含情脉脉的眼睛，让我们心头充满温暖和亲切。只有两个人的身体才能分享微妙的感觉和碰触；只有在性接触上，两极——灵性与肉体、男性和女性、天与地、美与丑——才能完全结合；只有两个人之间，才能说出“我看到了你的美”、“我爱你，因为你是你”这些圣洁的话语。心灵上梯己的爱——珍爱另一人独特的美并对之回应，同时对方也对我们独特的美做出回应——是世上少有的喜悦。

许多灵修老师，比如克里希那穆提（Krishnamurti），只愿将爱的名字赋予纯净无私的爱；至于相对之爱，因为是上下波动的情感，所以配不上这个名字。无私、无条件的开放当然是爱的本质和最高可能，它作为最精细、最微妙的爱之频率，作为灵性的纯粹表现，相当于光谱中的紫外线那一极——纯净的白光。

然而你的爱同时也是全套光谱，有不同的深浅和色调，从紫外光——纯净灵性的开放，一直到红外光——身体的温暖和情感交流。人类不只是灵性存在，人我之间的以及性的亲密也可以产生更深的共鸣，帮助调整和活跃身心。神圣因为显现为人类之爱而定居在这大地上。

关怀他人

我的书《心灵之旅》和《爱与觉醒》，探索了亲密关系的这种转化之旅。在本书中，我想着重探讨内心深处与爱的契合，以及在不能契合时将给我们的世界造成的破碎和分裂，因此我也强调通过接受爱来治愈心的创伤的重要性。

实际上，接受和给予爱同等重要，因为它们是爱的呼吸中的入息和出息。如同我们在前面看到的，知道自己被爱（we are loved），可以帮助我们发现自己就成了爱（we are love），这解放了我们——我们开始爱别人并关怀别人的真实面目，而不是为他们设计出一个面目来。我们愈“成为所爱之人”（we are loved）——让绝对之爱的阳光照射我们，愈能在周遭世界体现无条件之爱。

这整个循环——接触纯净、绝对之爱，并付出人类的关怀和善心——与耶稣基督所提出的“所有律法与先知必须遵照的”两条诫命是一致的。其中第一条说的是你要尽心、尽性、尽意、尽力爱主你的神。[1] 我儿时在主日学校第一次听到这一段话的时候，很难理解，我——这个贫乏的、根本不认识内在的爱之

---

[1] 《新约 · 马可福音》第十二章三十节。——译注

境界的小家伙，何德何能给主送爱——全能的主？他根本不需要我的爱，因为他本身已经是爱，也拥有了一切！虽然人家告诉我应该这样，但我一点也搞不清楚这是什么意思，该如何去做。在主日学校里，谁曾想过，若不知自己被人真切地爱着，就不可能弄懂这一条诫命。

自从练习对绝对之爱打开心灵，我开始更具体、更直觉地认识基督的第一诫命。如果绝对之爱的存在状态如我的学生形容，是“无方向”可言的，那么就不可能有“在这里的自我”将它给予“在那里的主”，或者“在那里的主”将它给予“在这里的自我”。以全心爱主，一定是指将自己沉浸在无所不在的绝对之爱的洪流之中，也就是主之中。当沉浸在祝福之流里，我可以看到，爱不是可以给出或被授予的，它是真实之我的本质，是我全部的心和力。全心爱主，必定意味着爱我的本性——其实也就是爱本身，并且向纯粹的开放本性敞开心怀，如水倒入水中。

耶稣基督的第二条诫命：“爱人如己。”[1]一旦发现爱就活在你内心，你就可以爱人如己了。当你认识到自己就是开放和温暖，又看到他人在关闭并切断这些特质，你对他们的痛苦便更加敏感；当你看到他们在恐惧和防卫的背后，其实拼命想知道

[1] 《新约·马可福音》第十二章三十一节。——译注

并联结上他们内心美丽和真实的东西，那么，爱你的邻人——分享你的财富，分享你温暖和开放的天赋——就更有可能了。

佛陀也以同样的方式看待绝对之爱和人类慈心的关系。完美之爱在佛教里的名相是觉性（awake heart）——我们真实自性的自然开放的境界（又称胜义菩提心，absolute bodhichitta）。安住这个开放的境界，与基督教传统所说的以全心爱主是一致的。这样契入绝对之爱有一种“纵向”的感觉，好像清净之流由上倾注而下——从上帝、智慧导师或顶轮上方的开阔处流入心轮，为它充满能量，这之后你便可以为众生“横向”放射慈心和关怀，这红外光就是相对觉醒的心（又称世俗菩提心，relative bodhichitta）。

与天空般的开放性实现纵向契合，可以让我们挺立起来，或者说可以使我们在与他人的接触中表现出挺立、平衡的姿态。这正如一位学生在做完绝对之爱的练习之后的体悟：“我觉得自己挺立起来了，而努力去赢取爱好像就是以一个角度倚靠着，当我那样斜倚着，我便失去了和自己根基的纵向契合，结果我更拼命地从外界去赢得爱。”这样的挺立让我们表现出真正的慈心，不再需要处处讨他人欢心。

佛陀知道爱邻人并不那么容易，因为即使我们对绝对之爱开放，但恐惧和怨恨的惯性早已在我们性灵中蚀刻了很深的槽痕，不断拉我们掉进去，除非我们有意识地练习与他人建立全新的关系。因此，佛教传统中包含许多对人产生慈悲心的实地修习方法。

关怀他人有一个简单的方法——去观想自己的愿望，例如“但愿我能确定自己又美丽又可爱”，这样就会认识到每一个人都有同样的愿望，无论他们自己知不知道，都无一例外。如果你深入观察你最敌视的人，或亡命之徒，如希特勒之流，你会认识到，他们在侵略性的外表之下也有同样的愿望。但他们不敢对任何人吐露，遑论对自己了，他们如果发现自己有这种需要，会把自己看扁，或羞愧不堪，于是他们以虚假的强势做面具，并否认或遗忘他们隐藏在成功、权力、专长、财富、名声或复仇之下的更深的向往。

当你看到人类对爱的渴求如此羞惭，视之为弱点、引以为憎恨自己的理由，对你会产生什么影响？我们隐藏了多少心中的温柔，不敢示人？当你想到这一点，也许会为自己和那些想了解幸福、却只是不断将自己逼至角落的众生闪烁出慈悲的光芒。

基督的两条诫命也以另一种方式联结起来：除非有出口让无限的爱保持循环，否则它就不能流入我们。如果说向绝对之爱打开心灵可以除去进口通道的淤塞，表现亲切和慈心便可以清除出口通道的淤塞，清除阻塞它的一切陈旧怨气。即使我们只修习了一点点慈心，像是在路上开车时礼让别人超到我们前方，或是向陌生人以友善的语调打招呼，也可以锻炼我们的心，并在此过程中滋养自己，就如印度老师普伽所说："你若爱人，你就爱着你自己的心。"[1]

为爱而活

知道被大爱拥抱，我们将不再如乞者一般焦急地等待下一次施予，这让我们在这世界更有创造性，更有效地行动。当我们不再偷偷设法从工作中赢取爱，我们会成为更好的艺术家、企业人、政治家、父母、学生或老师。我们可以自由自在地将正在从事的工作视为创造性的游戏，而不是自我认证。

同样的原则适用于各个领域，从政治领导到灵性修习。面对我们这个世界的种种严峻挑战，我们需要睿智的领袖，他们因为对人类有爱，终得以将长程利益置于民众支持率等短线利益之上。

在宗教圈，灵性成长最大的障碍，是秘密算计如何通过做一个教区的好居民、认真的禅修者、全力以赴的信徒来赢取爱。

---

[1] 见普伽（H. W. L. Poonja）：《真相》（*The Truth Is*），加利福尼亚州，圣安塞尔莫：VudyaSagar 出版社，1995，第 287 页。——原注

人们热心于亲切待人、正确禅修、虔诚祈祷、全心服侍老师或仪式，希望赢得上帝、上师或教友的认可，弥补童年没有得到的肯定，可惜这些努力只会让他们拉长阴沉的脸，因为努力赢取认可或接纳是一份无趣的苦差事。

我多年来以上述贫瘠的方式从事修行，许多人或许不免也这样开始灵修。虽然我在禅修中获得很大利益——更多正念、更多正见、更多慈悲——但我并未在其中感觉太多喜悦，这困扰着我。虽然我的人生各方面说起来都还不错，但我一直欠缺内心深度的喜悦。

欠缺喜悦成为我的公案——禅样的谜团，它不能通过理性心来解答。多年来，我努力找寻到底少了什么，发现许多因素阻挡了我的喜悦，它们都是我需要好好检视的重要事情，而其中没有一样事情的解决能扫却内心的云层。

直到我发现可以直接体验内心的完美之爱，阳光才穿出乌云，更持久地照耀下来。我知道我和爱的境界是一，我便不必通过证明什么或成就什么，才觉得配得上那仁慈，因为它早已是组成真实之我的要素。

因此我开始认识到，处在我人生核心的发光发热的生命力，是本来喜悦，或者借诗人布莱克（William Blake）的话来说是“永恒的喜悦”。当爱和热情畅流无碍，给人的感觉就是喜悦；

当我们察觉到血管中的喜悦，它所流出的当然是发光发热的爱。

当然，在我们作为造物特有的脆弱无助中，不免和我们的所爱失落和分离。我们无法避免一再回到孤独的心境，最终无人能深入我们，分享我们的经验——我们独自感觉到的微细之处，我们独自经历的改变，我们独自面对的死亡。然而，失落、分离、孤寂，都是我们重要的老师，因为它们强迫我们栖身在我们唯一真正的家——内心赤裸的存在，外界没有任何失落能够将之摧毁。

稳稳站在自己真正的根基之上，是彻底疗愈分离痛苦和爱之创伤的灵丹。“你必须爱上你内心的那位，”普伽老师说：“然后你就会知道它一直都在那里，而你却一直想要别的东西。想尝到这喜悦，就别管其他的滋味，只品尝内心供应的醇酒。”[1]我们生命核心中温暖和开放的本性是我们最亲密的爱人，一直都与我们同在，在它的怀抱里，我们终于可以放下。

练习

绝对之爱的练习

这是本章所述练习的浓缩版。

[1] 见普伽：《真相》，第 293 页。——原注

1. 安顿你的身体。

花几分钟安顿你的身体，做几次深呼吸。

2. 承认你与爱分离。

承认自己与生命中的爱隔绝或分离，然后看看缺爱给身体造成怎样的感觉，直接感受它。

3. 感觉向往的能量。

在与爱分离的所在，注意你的向往——想契入爱。承认自己渴望被爱拥抱，以真实面目被爱。

对这愿望或向往的清净能量打开心灵，并不试图从任何特定的人那里得到任何感情。感觉向往中的能量，让注意力停留在身体感受上，去体会心的自然想留在这全然纯净的爱里的感受。

4. 打开心轮和顶轮。

感觉胸部中央心轮中的向往。当向往的能量翻腾时，注意你的心似乎开放并活起来，让你头顶后方的顶轮也变得温柔而具有接纳性。感觉心轮和顶轮中这种接纳的开放性。

5. 让自己接纳。

注意在向往中如何含有一种渴望——想接受爱。那渴望实际上是在说："我要让你进来。"去承认并感受你对接纳的肯定。

当你对接纳打开心灵，看看是否有爱在附近，别去思考或太刻意寻找，而要以轻柔、精微的方式去感觉。现在有爱吗？就在不远吗？别用理性心去想象和虚构，也别捏造，仅仅如实经验当时的情况。

如果你感到附近有温暖或爱，让它进入你，让你的身体全然接纳，让你的毛孔饮下温暖，感觉身体的细胞像是沐浴在爱的境界中。

给自己充裕的时间和此时此刻的经验同在。

6. 让自己融化，让爱拥抱你。

感觉爱的存在，放松，融入爱，让爱将你拥抱起来。模糊身体的界限，去感受一下融入这片温暖是什么感觉。

你能否感受到爱是温柔的存在，拥抱你，让你放松、顺其自然？与其刻意去拥抱自己，毋宁让爱铺成你的大地。

愿你幸福

这是将慈心延伸至他人的简易练习，摘自美国比丘尼佩玛·丘卓（Pema Chödrön）所著《自他相换》（*Tonglen*）一书。（该书还有许多其他慈心和悲心的修习和讨论。）

这是佩玛·丘卓所描述的练习：

> 走在街上，也许就是方圆一两块街区的大小，发愿对所遇之人打开心灵，这可以训练你对自己更诚实，对他人

更关心。走着的时候……感觉你的心和胸的部位是开放的，当你与人擦身而过，你甚至有一种微妙的感觉，觉得他们的心与你的心是契接的，好似你和他们是用一条隐形的线连起来的。当你走过他们时，可以暗自想："愿你幸福。"其主要用意是与所有遇到的人们产生相互契接的感觉。

佩玛建议人们经过路人身边时，注意所生起的想法和感受，但不要批判，只是注意所有的感受：恐惧、敌意、批判、关闭或开放。在此过程中，对你自己也需仁慈而不加批判。

每当你发现自己在批判或责怪别人，这个练习会很有用。让那些批判提醒你默默地对那人说："愿你幸福。"由于这会立即减轻内心压力，对你自己也是一个很好的慈悲之举。

尾声　谁在拥抱你

在我这些年心理治疗的对象中，莎拉是一位才貌相当出众的女子，她有过三度婚姻和许多情史，一直拼命想找一份关系安顿下来，可是始终未能营造出理想的爱情关系。

莎拉的父亲在她婴儿时期就离家出走了，母亲再嫁，却从未告诉她实情，她一直以为母亲后来的丈夫是她生身父亲。整个童年，莎拉始终觉得缺少了点什么，却不知道那到底是什么，加上母亲没能照顾莎拉情感上的需要，莎拉却要反过来迎合母亲，这导致她相信世上的爱存量不多，分文的爱她都必须一路努力赚取。

莎拉在爱情关系中一直秉持这种看法。她总是嫁了不懂怜香惜玉的人，却又跟有婚约的人闹出热恋。她倾向于全心注意对方的需要，把自己放在一旁，结果她虽是个可人儿，却找不到一个懂她又疼惜她的男子，愿意付出他的所有。

我们在这个课题上努力了很久之后，莎拉终于遇见一个为她痴狂的人，她也疯狂地爱上了他。唯一的难题是，埃里克有时候还跟另外一位女子在一起，并协助抚养那女子的小孩，虽然他深爱莎拉，也想跟她在一起，却担心离开那女子的后果，因此不能百分之百给予承诺。

莎拉等了好几个月，每当他跟另外那女子在一起，她就承受煎熬。最后她忍不住了，决定若他不和那女子分手，她就不再见他，虽然这是难事，可是她已在我们的咨谈中培养了足够的自尊自重，知道非这样做不可。不过下决心不再见面还是带来了巨大的情绪波动，这又让她比以前更深刻地去探索心底的创伤。

这是莎拉有史以来最接近她理想的一段感情。他的无法承诺真是害苦了她，她对这件事愤愤不平。我鼓励她全然去感觉。她处理完愤怒，感觉到的是伤心：她再一次卷入一段关系，对方却不能为她付出一切。

她既然愿意谈她的怨气，我便问什么对她来说最痛苦。她说："感觉非常孤单，我想要的从来得不到。"然后我们一起探索她最想要的是什么，她说："我要努力让人来爱我，真的好累。我好想知道有一个人就在一旁无条件为我付出，让我可以放松，感觉被拥抱。”

我们这下走到重要关卡了。莎拉从来没有发展过一份滋养自我的关系，因为她从未有过或者从未允许自己有被爱的渴望，毕竟，被爱容易受伤，而专心照顾男人的需要向来更为稳当——指望他做一点回应就够了。但这次不一样，莎拉终于认识到她深深渴望被爱拥抱。

我鼓励她复诵一遍：“我想被爱拥抱。”然后看看有什么不一样。她这样说时，感觉温暖和柔软扩散到全身，注意力不再放在埃里克或她的悲哀上面。直接经验想要被爱拥抱的深度渴望，使她内在有放松的感觉，在这感觉里面，她发现有东西在拥抱、支持她，这对她影响很大。她脸上的线条柔软下来，化成微笑，她完全平静了。

过了一会儿，我鼓励她稍稍改动几个字——看看说“我想要自己感觉被拥抱”会是什么样子。这个说法只是稍有不同，强调的是她本身要打开心门接受拥抱的意愿。

起初，她觉得这太可怕了，改变字眼后，她看到让自己被拥抱起来有多么困难。她一向不信任有人会为她付出一切，于是她选择了独立自主的生命方式，来补偿童年缺乏拥抱的经验，所以换个档、让自己感觉被拥抱着实很恐怖，这威胁到她做一个自食其力的女性的立场，并使她感到脆弱。当咨谈结束，我鼓励她在下次咨谈之前的这一星期，继续探索她想要被拥抱的愿望。

在下一次咨谈之前，莎拉遭遇了一次不太严重的车祸，她打电话向埃里克求救，埃里克整个周末很尽心地照顾她，使她颇感欣慰。虽然她在埃里克的怀里很感安慰，但也发现这还不及上个星期在我办公室里感到的那种拥抱的力量强大。

那一星期后又过了几天，莎拉去参加朋友吉尔父亲的葬礼，当吉尔在追思仪式上哭泣时，她搂住吉尔。后来吉尔感谢莎拉安慰她，莎拉却有一种奇怪的感觉："别谢我，我什么也没做。"是的，在她用温暖甜蜜的关怀去拥抱吉尔的过程中，有一刻她感到吉尔的身体出现了一种变化：像是有东西放掉了，然后吉尔在哀伤当中放松了，并似乎从中找到了支持自己的根基，这正如莎拉自己前一周在我办公室经验到的一样。这两件事帮助莎拉建立起崭新而深刻的观点：我们最需要的终极支持，其实是不可能从另外一个人那里得来的。

在下一次咨谈中，莎拉开始把事情串起来。她意识到发生在吉尔身上的变化，很类似她在我办公室常常经验到的感觉。几年来，莎拉一直在述说她在我办公室内外的感觉是如何不同：在她的生命里，她忙着救火、照顾别人，奋力把一件件事完成，常常感到苦恼和压力；在我办公室，她可以安心、放松、清晰地体验她的感觉，契入自我，进入更深层的生命存在，感到既平静又有力。她常常问，为什么自己在家里不能这样？

这么多年来，莎拉一直觉得，我们的咨谈为她提供了一个扶持环境，帮助她完全做她自己。从某方面来说，这是真实的，我拥抱她的经验，有如她在葬礼上搂着朋友。我提供一个专心聆听、陪伴的环境，以和谐、接纳的态度迎接她的经验，我们之间温暖的人际契合，使她得到极大的疗愈，让她学习到跟自己、跟他人取得新联系的方式。的确，这种扶持环境是疗愈的基石。

然而更深层的意义是，当我的支持让她得以在自己的根基上放松、开放，她便发现一个更大的扶持其实一直就天然存在着。她经验到这样的扶持，于是发现一个更广大的温暖在拥抱她的整个生命。

现在我终于可以说些她听得下去的话了："你在办公室感受到我的扶持，其实这并不比你在葬礼上扶持吉尔的悲伤或埃里克在周末扶持你的痛苦来得有力。你虽然关爱地陪伴吉尔度过悲伤，其实你并不能承担她的悲伤，因为只有她能走过自己的经验。这里的情形也一样，其实只有你能掌握你的感觉，我无法承担你的经验；但我可以感同身受，帮助你找到力量去面对自己的经验，并对它打开心灵。你一旦开放，就在全心全意为自己付出，然后你就会发现是什么力量一直在扶持你。”

“我在家怎么这样扶持自己？”莎拉问道。

“你无法扶持自己，我也不能扶持你，我这个心理治疗师不可能承担你的经验。我在这里陪伴你，帮助你自己为自己付出，一旦你可以为自己付出，那才是你感觉被扶持的原因。”

就像阳光普照的广阔空间一直在滋养、哺育我们，更广大生命中的温暖和开放——我们爱的天性，也总是一直在扶持、环绕着我们，对此我们知不知道都一样。我们老想抗拒我们的经验，把我们自己裹在防御的云层中，这是唯一把我们和更广大生命隔开的原因。

不同的精神修持传统以不同的方式描述这一真实根基。基督教、犹太教、伊斯兰教说上帝（或真主）在扶持着我们——他将整个世界拥抱在手中，另有传统说圣母一直将我们拥在怀里。佛教徒说我们住在开放、慈悲的广阔觉知中——即我们每个人的佛性当中（佛教把存在的基本法则称为“法”〔Dharma〕，字面意义就是“持”）。无论宗教术语为何，这种扶持被视为是广大无边的，同时也是慈爱和仁慈的。

莎拉在童年得不到拥抱，她便退缩回来，想把自己拥抱起来，如此自然甚难认识这更广大的拥抱力量。但只要认识到了，事情就有转机。一旦她渐渐开始为自己付出，她会感到生命在慈爱地拥抱她，她会有新的自信和力量，旋即结束治疗。

一年多之后，我在一个社交场合巧遇莎拉，我问她一切可好，她告诉我她现在正在谈恋爱，进展不错。与埃里克分手后，她有一段时间放弃找寻爱情关系，专心陪伴自己。“那是一段很丰富的生命，我第一次没有男人陪伴也可以享受自己，享受生命。我学着感恩每一天，不是因为做了什么，只是因为活着，像是和自己，以及自己的生命有了亲密关系。这时我才晓得，我以前把这宝贝扔了，反到别人那里寻求爱。”

但六个月之后，莎拉遇见一个人，起初她并不觉得他有趣，因为她一个人也过得挺好，无意这么快跳进去。“我们偶尔在一起，气氛不错，但也没什么大不了的。”

他俩之间慢慢展开了感情。他也曾在女人身上遭受极大幻灭，所以尽管他们交往密切起来，彼此却都没抱多大期望。“事情很简单，我们都喜欢我们眼见的事实，随着时间流逝，愈来愈欣赏对方。我们能够单纯地接纳对方，我从来不知道可以这么简单。”

自从莎拉知道了她一直被搂在生命的怀里，便不再寄望男人做她生命的基石，一旦不再期望爱情关系处处圆满，她反而开始体验到与人契合的温暖。

莎拉接下来承认，她一生都在梦想完美之爱，又怪生命中的男人都达不到她的标准。最近不一样了，她不再怪那些男子不符合她的标准，她能够领悟到，从父亲开始的每个男人都负着伤，虽然创伤使他们的爱无法完整，但每个男人都以他自己独特的方式爱过她。“我学着去注意如何被爱过，而不是如何没被爱过。”

莎拉的话以及从中流露出的自由感让我感动，我想起在母亲生命的最后一年，我终于放下了气她不能了解我的那种悲情，转而感恩她给予我的种种爱。我还记得我的心获得解放后是何等的自由。

莎拉一生都在寻找一个人来填补童年留下的爱的空洞，但从没有一个人可以达到她的标准，当她终于被迫回到自己，学着为自己付出，却发觉她的生命一直被爱拥抱着。这给她带来解脱，使她从此能够以简单的关系和异性相处，不再被旧有的挣扎和戏剧化事件所累。

我们的谈话行将结束，莎拉留下这番话：“蛮了不起的，我现在不再抱那么多期望，与异性反而更加亲密。虽然这份爱情距理想还远得很，但我觉得它还过得去。也许只有知道自己被爱着，才能满意还过得去的情人。人类的爱尽管并不完美，我仍愿意参与。”

责任编辑：郭良原
装帧设计：朱　锷

图书在版编目（CIP）数据

完美的爱，不完美的关系／(美) 威尔伍德著；雷叔云译 .—深圳：深圳报业集团出版社，2009.11

ISBN 978-7-80709-285-8

Ⅰ.完…　Ⅱ.①威…　②雷…　Ⅲ.心理卫生—通俗读物

Ⅳ.R395.6-49

中国版本图书馆 CIP 数据核字 (2009) 第 195869 号

完美的爱，不完美的关系

(美) 约翰 · 威尔伍德　著
雷叔云　译

深圳报业集团出版社出版发行
(518009　深圳市深南大道 6008 号)
三河市华晨印务有限公司印制　新华书店经销
2009 年 11 月第 1 版　2010 年 10 月第 2 次印刷
开本：787mm × 1092mm　1/16
印张：14　字数：96 千字
ISBN 978-7-80709-285-8　定价：28.00 元

PERFECT LOVE, IMPERFECT RELATIONSHIPS: Healing the Wound of the Heart
by John Welwood

Published by arrangement with Shambhala Publications, Inc.
Horticultural Hall, 300 Massachusetts Avenue, Boston, MA 02115, U.S.A.,
www.shambhala.com

中文译稿经由心灵工坊文化事业股份有限公司
授权北京立品图书有限公司使用
在中国大陆地区出版发行